# 精神医療ダークサイド

佐藤光展

読売新聞東京本社　医療部記者

講談社現代新書

2231

# はじめに

みなさんは精神科医にどんなイメージを持っていますか。

「こころの専門家」というイメージを漠然と抱いている人は多いのではないでしょうか。「話をじっくり聞いてくれる」「ストレス解消のヒントをくれる」と期待し、精神科を受診する人もいるでしょう。

私は最初、「他人の心の中まで見通せる人たちなのだろう」と思っていたのですが、ある著名な精神科医に確認すると、苦笑しながらこう言われてしまいました。

「そんなことができたら、とっくに占い師でもやっているよ」

残念ながら、精神科医も人の心の中は分からないようです。現状では、血液検査や画像検査を用いても精神疾患をとらえることはできませんから、精神医療が扱う領域は分からないことだらけなのです。

だからこそ、精神科医は謙虚でなければなりません。分からないものを分からないと認め、少しでも分かろうと努力することが必要です。患者や家族と手をたずさえ、共同戦線で病気に立ち向かう姿勢が欠かせません。ですが、精神科医の中には分かったふりをする人が少なくありません。短時間の診察で誤った病名をつけたり、見当違いの薬をどんどん増やしたりして患者を苦しめます。

本書では、こうしたブラックな精神科医たちが次々と登場します。儲け優先の製薬会社や、精神疾患の患者を露骨に差別する司法、何があっても見て見ぬふりの行政など、社会を形成する様々な組織や人々が、精神医療の暴走を後押しした事例も数多く紹介していきます。

しかし一方で、本書に登場する被害者の多くが、最終的には高い技術を持った精神科医の力で救われていくことにも注目していただきたいと思います。精神科医は技術差が激しく、今の主治医がとんでもないブラック医でも、隣町には良心的で優れた精神科医がいるかもしれません。精神科ほど、セカンドオピニオンが大事な診療科はありません。

精神的ストレスばかりが過剰に募る現代社会で、精神医療の重要性はますます高まっています。ブラックな落とし穴から逃れ、ホワイトな精神科医に出会うための手引きとして、さらには精神医療の仕組みを抜本的に見直すきっかけとして、本書を活用していただけると幸いです。

目次

# 第１章　誤診

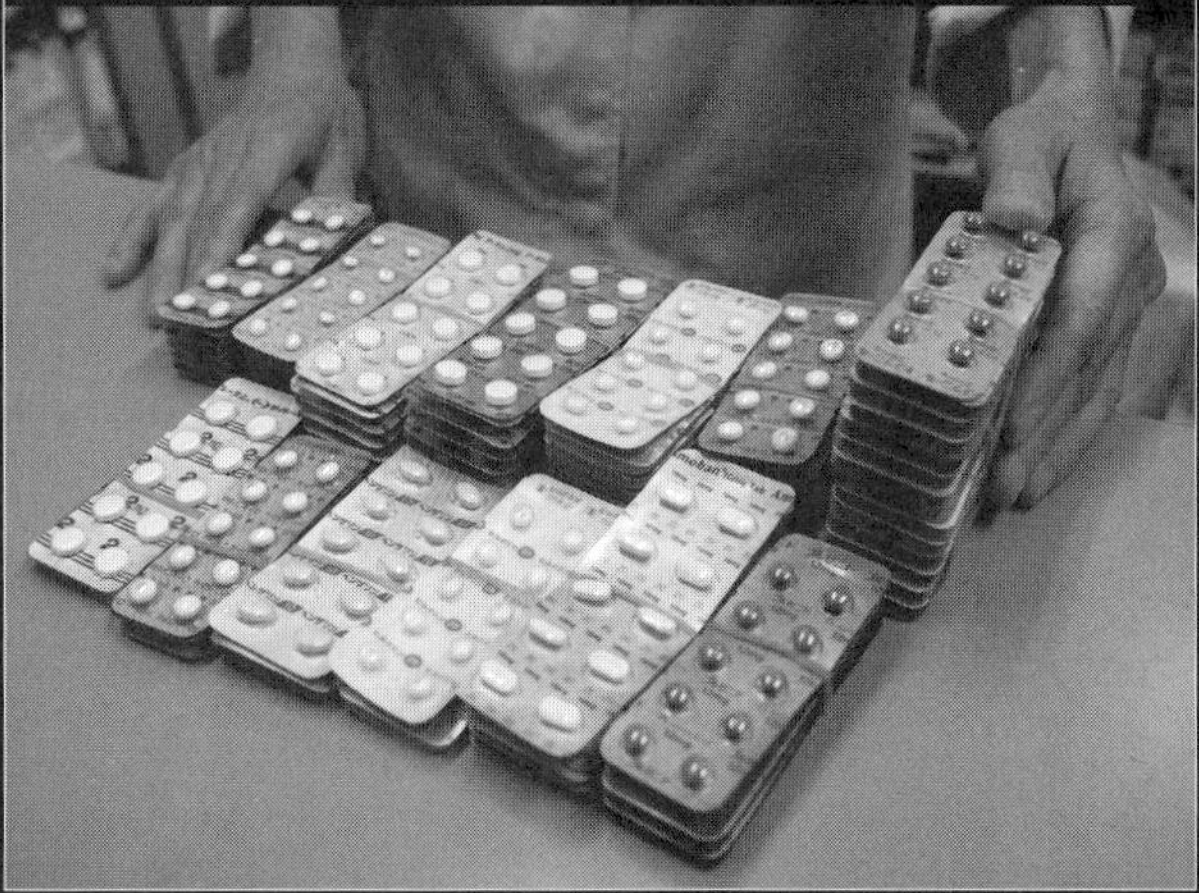

ある誤診患者に１回で処方された薬剤

## 兄弟

中学2年の兄はよだれを垂らし、小学6年の弟は失禁《しっきん》でズボンを濡らしていた。

2009年春、四国地方の児童養護施設。面会に行った精神科医は、2人のあまりの変わりように愕然《がくぜん》とした。施設に入って2週間。兄弟に何が起こったのか。

母親は精神疾患の悪化で入院していた。兄弟はほかに身寄りがなく、一時的に預けられたのがこの施設だった。母親が退院するまで、母親を長く診てきたクリニックの精神科医が、施設を定期的に訪問する役を引き受けていた。

「どんな薬を飲まされたんだ。色は。形は」

精神科医は薬の影響と確信して質問したが、兄弟は首を横に振るばかりだった。

「食事の後、鼻をつままれて飲まされるのでよく見えないんだ」

近くにいた職員に詳細を尋ねても「個人情報なので」の一点張り。その場で携帯電話を取り出し、この施設が提携する精神科病院に問い合わせたが、身分を明かしても担当医にはつながらなかった。

だが、副作用の出方で薬の見当はついた。「抗精神病薬。2人は鎮静させられたんだ」

抗精神病薬は、主に統合失調症の幻聴や妄想を抑える目的で使われる。適量の服用で効果を発揮するが、過剰に投与したり、この病気でない人が服用したりすると、過度の鎮静や筋肉の硬直、認知機能の低下など、重い副作用が現れやすい。健康な人が服用すると、少量でも動けなくなるほど鎮静作用が強い薬だ。

兄弟は、この施設に入って寝付きが悪くなった。母親と突然引き離され、見知らぬ施設に入ったのだから無理もないが、深夜も落ち着かず動き回り、職員を困らせた。

年長の子どもからは露骨ないじめを受けた。兄弟は理不尽な暴力に反撃し、その結果、連れて行かれたのが精神科病院だった。そして薬が処方された。

「このままでは本当の精神疾患にされてしまう」。精神科医は事務室に行き、施設長を問い質した。

「なぜあのような状態になる薬を与えているのですか」

「ここは情緒不安定な子が多く、2人にも早く落ち着いてもらう必要があると考えました。薬のことは専門医に任せているのでよく分かりません」

「2人は統合失調症ではないし、落ち着かない原因もはっきりしています。薬は必要ない」

施設長はしばらく考え込み、答えた。「検討してみます」

1週間後、2人への投薬は中止された。服薬期間が短く、量も少なかったのですぐに断薬できたが、服薬が長期に及んでいたら「減薬に時間を要し、止めてからも薬の影響が長く残る恐れがあった」と精神科医は指摘する。

兄は振り返る。「薬を飲むと苦しくて、だるくて仕方がなかった」。だが、職員や年長の入所者による服薬管理が厳しく、「逆らっていじめられるよりも、飲んで動けなくなって寝ているほうがまだ楽だった」。

精神科医はこの施設で、2人のほかにも抗精神病薬を投与されていると見られる子どもを複数目撃した。歩行機能が衰えて、小さな歩幅で不安定に歩く「小刻み歩行」などが現れていたのだ。小刻み歩行は、主に中高年で発症する神経難病「パーキンソン病」の症状として知られるが、抗精神病薬の副作用としても現れやすい。

精神科医の指摘を受け、この施設は提携する精神科病院との関係を見直し、子どもとの関わりを手厚くすることで投薬を減らした。2人の母親は3ヵ月で退院し、家に戻った兄弟は笑顔を取り戻した。

精神医療は深い闇に包まれている。兄弟を救った医師のように、確かな見立てと責任感を兼ね備えた精神科医が存在する一方で、誤診や過剰投薬、人権侵害を続けて恥じない精神科医がまちにあふれている。

精神科関連の学会や協会は自浄能力を欠き、深刻な問題を直視せぬまま半世紀以上の時が流れた。この十数年、精神医療は「こころのケア」というあいまいな言葉をまとって一般社会に深く浸透し、闇は精神科病院を飛び出して多様化した。落とし穴は、私たちのすぐ足元に広がっている。

精神医療の被害者を、これ以上増やしてはならない。そのため本書では、数々の闇にメスを突き立て、病変をえぐり出していく。まずは誤診の闇に切り込んでみよう。

**精神科には誤診はない？**

「統合失調症は100人に1人が発症します。決して珍しい病気ではありません」

統合失調症の解説書には決まってそう書いてある。厚生労働省の2011年患者調査（2012年12月公表。この年の調査は東日本大震災の影響で宮城県の石巻医療圏、気仙沼医療圏および福島県を除く）によると、統合失調症の推計患者数は外来53万9000人、入院（精神病床）17万1700人で、合計71万7000人。未治療者や発症年齢前の子どもの数などを勘案すると、やはり人口の1％近い割合になる。私も以前は、こうした数字を漠然と信じていた。

ところが2008年秋、会社に送られてきた1冊の本『精神科セカンドオピニオン――正しい診断を求めて』（シーニュ）をたまたま目にして愕然とした。「統合失調症」と診断された患者と家族の体験集なのだが、通常の治療体験記とは展開が著しく異なり、登場する患者全員が誤診の被害者だった。読み進むうちに内容の凄まじさに圧倒された。

うつ病、発達障害、強迫性障害、解離性障害……。本当はそうした病気や障害、発達特性だったのに、診察室で被害妄想的な訴えや幻覚のような体験を話してしまったがために、「統合失調症」とされた。誤った薬物治療が始まり、副作用で精神状態や体調がめちゃくちゃになり、これを「病状悪化」と解釈した主治医が薬をどんどん増やしていった……。

あまりのひどさに、私は納得するよりもまず疑問を募らせた。「本当なのか？」「今時こんなひどい医療があるのだろうか」。この本を監修した愛媛県松山市の精神科医・笠陽一郎《りゅうよういちろう》さんに会いに行った。

笠さんが続けるインターネットサイト「毒舌セカンドオピニオン」は、過激な社会活動家風の体裁でいかにも怪しげだ。神戸大学医学部出身で、「アルコール依存症の父を治したいという思いと、生来の生きづらさゆえ」に精神科医になったが、医局の閉鎖性や教授の独善性が我慢ならず、すぐに大学を飛び出した。精神科病院に勤務して治療環境の改善に努めたが、大きな反発を受けて挫折し、たこ焼き屋になった。車で移動しながら売り歩く「タコマート」。なかなか好評だったが、知人に診療所勤務を勧められ、再び精神医療の世界に舞い戻ってきた。復帰後間もなく、第2章で紹介する強制入院被害者・加藤真一さんの救出に関わった。

経歴は一筋縄ではいかないが、実際に会ってみると実に紳士的な人だった。笠さんが誤診問題と向き合うようになったのは、精神科の不適切治療で肉親を亡くした男性のインターネット掲示板を偶然知り、コメントを書き込んだことがきっかけだった。この掲示板には、精神科の診断や治療に疑問を抱く人たちが多く集まるようになり、笠さんの意見を聞くコーナーとして発展していった（笠さんの体調不良などで掲示板はすでに終了している）。ここに集った被害者や家族が体験談を寄せ合い、完成させたのが前述の本『精神科セカンドオピニオン』だった。

「本を読んでも佐藤さん〔著者のこと〕〈以下、〔　〕は著者注です〉は半信半疑なのでしょう。僕も最初は、全国から次々と寄せられる誤診情報を前に戸惑いました。うちの診療所にもひどい誤診患者がやって来ることはありましたが、それは松山が田舎まちで、精神医療の水準が低いせいだと最近まで思い込んでいたのです。ところが、甚だしい誤診は全国規模の現象だったのです。特に、多くの大学病院を抱える東京、神奈川などの大都市がひどい。統合失調症は100人に1人などと言われていますが、その中に誤診がどれほど多いか、実際に患者や家族に会って確かめてみてください。きれいごとではない本当の精神医療の姿を、ぜひ見てください」

すぐに取材を始めた。笠さんと同様の問題意識を持つ精神科医たちの協力を得て、多くの被害者や家族と直接会った。誤診した医療機関のカルテや投薬記録、紹介状なども取り寄せてもらい、長時間の取材を繰り返した。そして確信した。「間違いない。これは現実だ」。こうして生まれたのが、読売新聞の朝刊連載・医療ルネサンス「これ、統合失調症?」(2008年10月29日から計9回)だった。

掲載中から大きな反響があり、私のもとに寄せられた手紙、ファクス、電子メール、電話は計400件を超えた。内容の大半が自身や家族の誤診体験だった。記事で紹介した患者を救ったクリニックにも電話が殺到し、「初診までに数年かかる」と断っても予約希望が200件、300件と積み重なった。もともと多くの患者を抱えている上に、これほどの新患が殺到したら、きめ細かな患者対応が困難になり、医師も過労でつぶれかねない。そのため以後は、特に小さな精神科クリニックの場合、実名掲載を控えざるをえない場面が増えた。

精神科医からは「内側から声を上げにくいことをよく書いてくれた」などの好意的な意見が多く寄せられた。しかし中には「精神科では誤診という言葉は使わない。あの記事には大変迷惑している」との声もあった。「精神科では医師が代われば診断名が変わるのはあたりまえで、そもそも誤診は存在しない」とのことだった。

診断名が猫の目のように変わったら、それは現代医療とは言えず、患者に混乱と被害を及ぼすばかりであることに、この医師は気付いていないようだった。その後、雑誌『こころの科学』（日本評論社）の２０１２年７月号で、著名な精神科医ら23人が「誤診」をテーマに特集記事を書くなど、変化の兆しはある。だが、表面的な反省でやり過ごそうとしている感が強く、これまで山ほど生み出してきた深刻な誤診例の数々と、真剣に向き合う姿勢は感じられない。それでは、統合失調症の様々な誤診例を紹介していこう。１例目は、うつ病が統合失調症になってしまったケースだ。

## 10分の問診で診断、投薬

２００５年秋、大手企業に勤めていた当時50代の男性マサオさん（仮名）は、法務部門の責任者として激務に追われるうちに、抑うつ状態に陥った。ひどいだるさや不眠、集中力低下などに悩み、周囲の人への猜疑心《さいぎしん》が生まれた。被害妄想が強まり、会社での会話が「盗聴されているのでは」と感じたり、「仕事内容を外部に漏らしているのでは」と妻を疑ったりした。

仕事に身が入らなくなり、東京・多摩地域の総合病院精神科を受診した。待合室で数枚の問診票を渡され、現在の心理状態に一番近い文章を選び、印を付けた。正確な内容は覚えていないが「被害妄想や猜疑心の強さをみるような質問があった」という。診察室に入ると、30代に見える若い男性医師が開口一番言った。

「統合失調症ですね」。この医師は10分ほど問診を行い、マサオさんが会社で盗聴を恐れていることを聞き出すと、すぐに薬の処方箋《しょほうせん》を書き始めた。重い精神疾患と診断したにもかかわらず、現在の仕事内容を聞いたり、今後の生活について助言をしたりすることはなかった。

この日から、マサオさんは抗精神病薬ジプレキサを飲み始めた。この薬は「非定型」と呼ばれる新しいタイプの抗精神病薬で、従来の抗精神病薬よりも手足の震えなどの副作用は少ないとされるが、服用者の体質によっては、急激な体重増加や血糖値上昇が起こりやすいことが知られている。

マサオさんはひどいだるさに苦しみ、体重が1ヵ月弱で7kg増えた。血糖値も急上昇し、翌年春の会社の健康診断で糖尿病の値に達した。

会社には「統合失調症」の診断名を伝えられぬまま勤務を続けたが、体がつらく仕事に集中できなくなった。そのためますます落ち込み、「日々、寄る辺ないさみしさに悩まされた」。通院を続けて1年が経つ頃には、妻に「死にたい」と漏らすようになった。

ここで、統合失調症の症状について簡単にまとめておこう。この病気は、妄想、幻覚（特に幻聴）、まとまりのない会話、目的を持たない行動、意欲の欠如などの特徴的症状が1ヵ月以上続く場合などに診断される。幻聴や妄想の程度には波があり、次第に落ち着いていく場合が多いが、疲れやすさや集中力低下などで社会復帰が困難になるケースが目立つ。

発症は思春期から青年期に集中する。女性を中心に中年期の発症も報告されているが、統合失調症に似た症状は様々な身体疾患でも起こるため、「中年期にいきなり現れた幻聴、妄想は身体疾患を疑うべき」とする専門家は多い。また、発達障害の一種である自閉症スペクトラム（コミュニケーション能力や社会性の障害、興味・関心のかたより、パターン化した行動などが特徴。自閉スペクトラム症という日本語訳も検討されている）の人が、強いストレスにさらされた時にも統合失調症に似た症状が現れることがあり、慎重な鑑別が必要になる。

統合失調症の典型的な妄想は、周囲の人には理解不能なほど突飛で奇異な内容になる。自分の考えを誰かに抜き取られたという確信（思考奪取）や、ほかの考えが自分の中に植え付けられてしまったという確信（思考吹入《すいにゅう》）、自分の意志や体が何者かの力で操作されているという確信（被支配妄想）などが知られている。例えば「宇宙人に頭の中をすべて読み取られている」「内臓を他人のものとすべて入れ替えられた」などと確信し、恐怖を感じて被害を訴える。

これらは本人にとっては「現実に起こっている事実」なので、周囲が一方的に否定すると反発し、かえって猜疑心を募らせて状態を悪化させかねない。そのため周囲の対応が重要で、家族向けのＳＳＴ（患者対応を学ぶ生活技能訓練）などが行われている。

マサオさんの話も、一見すると統合失調症の被害妄想のように思える。だが、生活歴や仕事内容を詳しく聞かず、いくつかの症状だけで診断を確定した医師は、致命的な見落としをしていた。マサオさんには、盗聴器やスパイの恐怖を身近に感じる経験があったのだ。

マサオさんは若い頃、旧東ドイツに4年間赴任していた。東西冷戦の真っ直中で、電話は常に盗聴され、尾行されたこともあった。「電話の途中でいつも雑音が入るため、盗聴と分かりました。日本からの手紙はすべて封を開けられた形跡があった。食堂で相席になった人に話しかけても会話が続かない。話が曲解されて公安局に通報される恐れがあるため、口をつぐんでしまうのです。そうした管理社会の恐ろしさが、帰国後も頭の隅に焼き付いていた」

スパイは妄想でも映画の中の話でもなく、身近にいたのだ。その後、会社の要職に就いたマサオさんは、社長ら経営陣と会社の機密事項について意見を交わす機会が増えた。そうした中でふと頭をよぎったのが「盗聴されているのでは」という不安だった。

精神科に通い続けても、マサオさんの落ち込みは改善するどころか悪化する一方だった。

診察室で「薬の影響ではないか」と訴えても、医師は「統合失調症の悪化」と繰り返すばかりだった。血糖値の上昇や肥満について相談しても「仕方がない」で片づけられた。

ジプレキサは、糖尿病患者が服用すると血糖値の急上昇で昏睡《こんすい》などを招き、死に至る恐れがある。この薬の説明書（添付文書）には、糖尿病患者と糖尿病の既往歴《きおうれき》がある患者への投与は「禁忌《きんき》」と明記されているが、医師は血液検査すら行おうとしなかった。マサオさんは次第に、医師に疑問をぶつける気力も失っていった。

「このままでは夫が廃人になってしまう」。不安を募らせた妻が知人の心理士に相談し、神奈川県の精神科クリニックを紹介された。2007年1月、マサオさんは妻とともにこのクリニックを受診した。

まず、ケースワーカーがマサオさんの話を1時間かけて聞き、東ドイツでの経験などから妄想が奇異ではないことを確認した。続いて院長が診察を行い、被害妄想を伴う典型的なうつ病と診断した。誤った治療を1年以上も受けた結果、うつ病は重症化していた。希死念慮《きしねんりょ》（精神障害の症状として生まれる、死への願望）が強まり、このまま放置すると自殺の恐れがあった。

ケースワーカーは、すぐに会社に電話をかけて休職の交渉をし、マサオさんは薬とカウンセリングを組み合わせた治療に専念できるようになった。抗精神病薬は急にやめると脳が混乱するため、半年かけて徐々に減らしていった。

心身の調子が上向いてきたのを見計らい、ケースワーカーが「これまでできなかったことを楽しんでください」と勧めた。マサオさんは時間を気にせず喫茶店で過ごしたり、自宅近くを気の向くまま散歩したりするようになった。仕事に追われて見失っていた自分のペースを取り戻し、順調に回復していった。

この年の5月、短時間勤務を再開し、7月には通常勤務ができるようになった。日本と欧州を頻繁に往復する仕事に戻っても、息を抜くコツを身につけたことで心の健康を保てるようになった。

院長は指摘する。「画像検査などの客観的な診断法が確立していない精神科では、患者の話をじっくり聞くことでしか診断できない。それなのに患者の話をまともに聞かず、症状の有無だけで安易に診断する精神科医が増えてしまった。うつ病でも、被害妄想的な言動が現れることがあるのは精神科医の常識です。昔の精神科医が良かったとはとてもいえないが、近年の精神科医の診断能力低下は実に嘆かわしい」

**犠牲になる若者たち**

統合失調症の多くは10代後半から20代で発症する。そのため、誤診の被害は若者に集中する。

２００6年秋、中学1年生だった神奈川県のケンジさん（仮名）は、突然の不登校に陥った。母親が叱って登校させようとしたが、声を荒らげて拒んだ。両親が焦れば焦るほど、ケンジさんの感情の波は激しくなった。

登校を強いるのはやめ、「気分転換に」と家から連れ出して車に乗せても、ドライブ中に暴れて車外に飛び出してしまう。深夜にいきなり「沖縄に行きたい。なぜ連れて行ってくれないんだ」と騒ぎ出したり、「オレなんか生きる価値がない」と叫んで自宅マンションのベランダから飛び降りようとしたりすることもあった。一人で家に置いておける状態ではなく、両親が会社を交互に休んで見守った。

ケンジさんはそれまで、やさしくて責任感が強く、親の言うことをよく聞いて勉強にも励む真面目な子だった。小学3年で野球を始め、6年ではキャプテンとしてチームを引っ張った。中学の部活も野球部を希望したが、「本格的なチームでもまれたほうがいい」との両親の考えで、硬式野球のクラブチームに入った。

中学1年の夏休みは、塾と野球で全く休日がなかった。両親はケンジさんが勉強とスポーツに専念できるようにと、計画していた沖縄への家族旅行を取りやめた。このころから、ケンジさんは「疲れた」「旅行に行きたい」などと漏らすようになったが、母親は

「今が踏ん張り所」と考えて尻をたたき続けた。

実は、疲れの原因は他にもあったことを両親は後に知る。ケンジさんが通う中学では暴行、恐喝、窃盗まがいのトラブルが繰り返されていた。教師は真面目な生徒には厳しいのに、校則違反の服を着て、堂々とたばこを吸う生徒を叱れない。正義感が強いケンジさんは「なぜ注意しないのか」と教師に訴えたが、何も変わらなかった。そのうち靴を盗まれて売られたり、金を要求されたり、顔の半分に絵の具を塗られたりするなど、ひどいいじめの対象になった。

不登校は長引き、心配した両親は大学病院の児童専門の精神科を受診させた。患者が多く、予約から受診まで1ヵ月待った。担当した女性の精神科医は、母親から30分ほど経緯を聞いた後、ケンジさんと会った。名前と学校名を紙に書かせ、質問した。

「暗闇を怖いと思うことはある？」

「うん」

「何か不思議なものが見えることはある？」

「番組が終わった後のテレビみたいな、ざらざらしたものが見える」

本人の診察は5分弱。診断は「統合失調症の前駆段階」だった。統合失調症ではないが、統合失調症になる可能性が高いと医師が判断した時につける便宜的な診断名で、こうした「早期発見、早期治療」の発想に基づく過剰な医療介入が誤診の温床となってきた。前駆段階は統合失調症ではないので抗精神病薬は処方できないが、医師は、健康保険組合などに請求する診療報酬明細書（レセプト）に「統合失調症」と書いて投薬を可能にする。

ケンジさんはその日から抗精神病薬を飲み始め、すぐに変化が現れた。一日の大半を眠って過ごし、目覚めると以前にも増して感情を高ぶらせた。「なぜ沖縄に連れて行ってくれないんだ。いつもうそばかりだ」とわめき散らした。

薬の量を調整するため、母親はほぼ毎日病院に行き、ケンジさんの様子を伝えた。主治医はさらに薬を増やした。するとケンジさんは活力を失い、よだれを垂らして失禁した。

主治医の留守中、教授が母親に対応したこともあるが、治療方針は変わらなかった。教授は「お子さんも不安でしょう」と、ケンジさんへの手紙を書いて母親に渡したが、文章は3行だった。「心配しないで」などと書いてあるようだったが、「達筆過ぎて大人でも読めなかった」という。「こんな人たちに子どもの心が分かるのだろうか」と両親の疑問は膨らんだ。

母親はインターネットなどで統合失調症について調べ始めた。ケンジさんには代表的症状とされる幻聴はない。「沖縄に行きたい」と騒ぐのも、脈絡のない訴えではなく「中学1年の夏休みをやり直したいのではないか」と感じた。発症直前の作文や日記に目を通すうちに、よかれと思って勧めた硬式野球や、中学でのいじめで過剰なストレスをため込んでいたことに気づいた。

このような背景を主治医に伝え、「本当に統合失調症でしょうか」と疑問をぶつけたが、返ってきた言葉は「息子さんの病気を認めたくない気持ちは分かりますが、もう発症しています。今治療をやめると予後が悪くなります」というものだった。

薬の服用を始めて1週間、ケンジさんはひどい倦怠感《けんたいかん》に苦しみ、呂律《ろれつ》が回らなくなった。歩くとよろけて倒れた。試しに1錠、抗精神病薬を飲んだ父親は「あまりのだるさで腕も上がらなくなった」。

「このまま半年、薬を飲み続けたらどうなりますか」。母親の質問に、主治医は事もなげに答えた。「100ある能力が70になります」

主治医の言葉に疑問を深めた両親は、インターネットで情報を集め、林試《りんし》の森《もり》クリニック（東京都目黒区）を親子で受診した。院長で児童精神科医の石川憲彦《いしかわのりひこ》さんは、1時間以上かけて親子の話を聞いた。

「学校の問題や、頑張り過ぎたことで引き起こされた一時的な心の混乱。そこに、不適切な医療による恐怖や絶望感が重なって引き起こされた急性のストレス障害です。統合失調症ではない。明らかな誤診です」

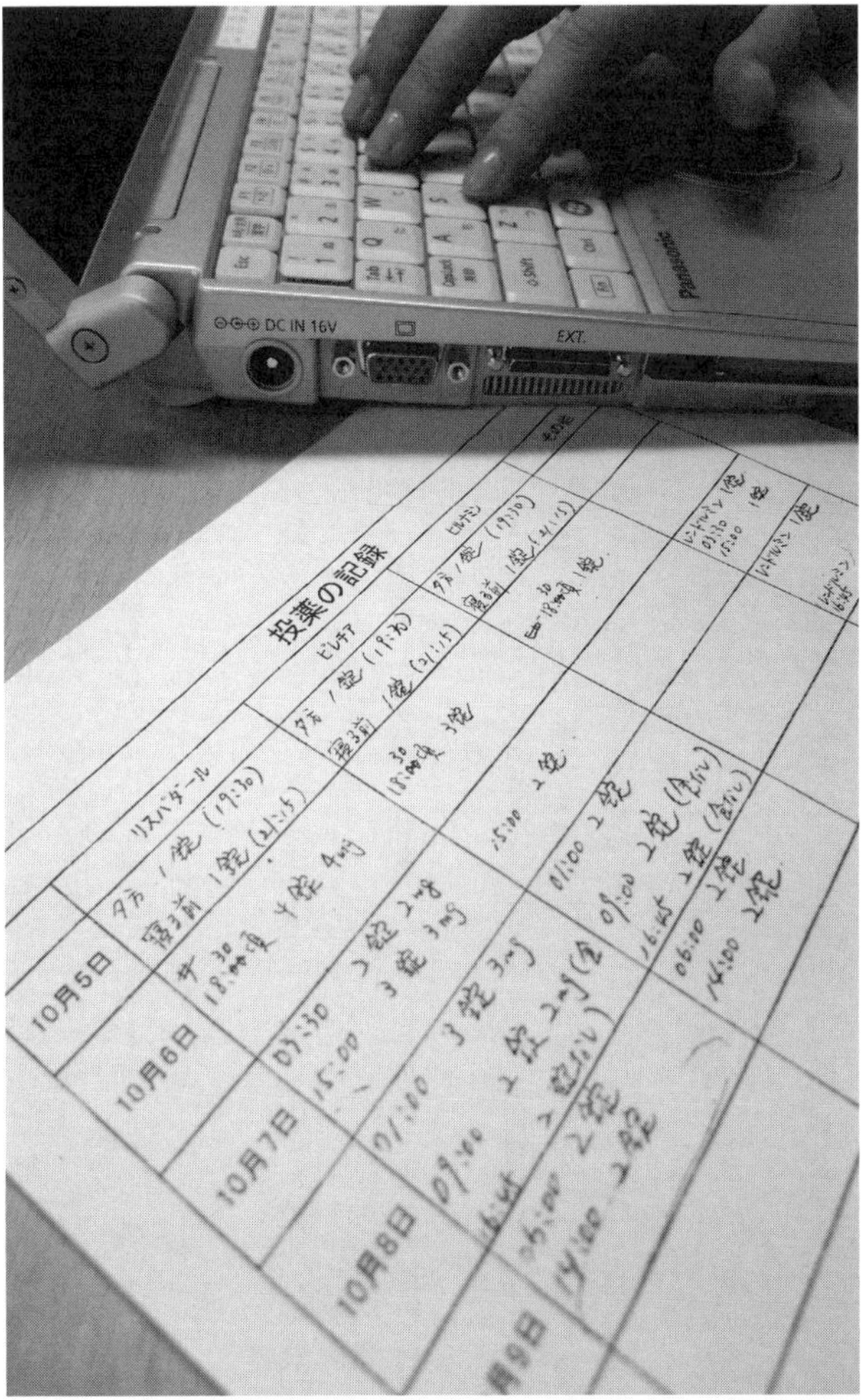


ケンジさんの母親が記録したわが子への投薬記録

ケンジさんは確かに「暗闇が怖い」と思い、「何か見える気がする」時もあった。だが石川さんは「子供にとって幻覚や妄想はごく普通の体験」とし、こう指摘する。「人は本来、頭に浮かんだイメージを鮮明な像や音のように感じる能力を持っている。子供は、特にその能力が活発に働くことがある。それをすぐに病的と判断して、誤診する例が少なくない」

石川さんは「霊が見え、霊と話せる」という女子中学生を診察したことがある。最初は統合失調症を疑ったが、母親から「私も母も子供の時は見えていた。成長するにつれて見えなくなった」と聞き、一過性の体質的な現象と判断した。特に治療をせず数年間様子を見るうちに、現象は治まった。

体から抜け出した自分が、近くから自分を見るなどの感覚を持つ解離症状も子供には起こりがちだという。「解離症状の多くは10代後半までに治まる。成人になっても続く場合、支障があれば治療の対象になりますが、その旺盛な想像力を生かして作家などで活躍する人もいます。まず必要なのは多量の薬ではなく、その人が自分らしく生きられる道を一緒に探すこと。そのために必要であれば、最小限の薬を出すのが本来の精神科治療」と石川さんは強調する。

「必ず治る。心配しないで」。石川さんは初診時、ケンジさんにはっきりと伝えた。急性ストレス障害は、誤診による絶望感や孤立感が重なって悪化したので、一番の薬は「治る」という実感だった。

薬を減らすと体力が戻り、2007年春、自ら言い出した。「学校に行く」。両親は転校を勧めたが、「僕は悪くないのだから移る必要はない」と登校を再開した。ちょうどその頃、校内で多発する事件を受けて保護者会活動が活発化した。恐喝を繰り返していた生徒は逮捕され、学校は落ち着きを取り戻した。ケンジさんはすっかり回復し、入部を希望していた中学の野球部で活躍するようになった。

## 教授の言い訳

大学病院の児童精神科医たちは、なぜ誤診したのか。2008年10月、教授を直撃した。この教授も主治医だった女性精神科医も、ケンジさんが別の医療機関で劇的に回復したことを知らなかった。精神科の患者や家族は、診療に不満や疑問を抱くと黙って別の医療機関に移ることが多い。すると元主治医は、自らが関係した誤診や被害の深刻さに気付かず、失敗から何も学ばぬまま診断、治療を続ける。これもまた、誤診が絶えない理由の一つになっている。

教授は最初、「統合失調症と診断したのは抗精神病薬を出すため。投薬のために病名をつけることはよくあること」と釈明した。前述したレセプトを通すための偽病名だというのだ。

簡単に説明しよう。例えば、以前からA病の治療で使われているα薬が、B病にも有効だと分かったとする。それでも、B病に対してすぐにα薬を処方することはできない。薬は使える病気や症状がそれぞれ決まっており、使用可能な病気を追加するには改めて試験や審査が必要になる。これには時間や費用がかかるため、製薬会社が追加に乗り気でない場合もある。

個々の医師の裁量で薬の適応外処方を行うことは可能だが、原則として自由診療になるため健康保険が使えず、患者の負担が著しく増す。そこで医師は、B病の患者にα薬を処方する裏技として、レセプトにA病と書く。これは様々な問題を含む対応だが、一部黙認されている行為でもあり、患者にとって利益があるのならば非難されるものではない。だが、ケンジさんへの投薬に医師の善意と思慮深さがあったとは思えない。

「前駆段階で抗精神病薬を投与すると、発症や悪化を防げるという明確な根拠があるのか」

「子どもの時に幻覚や妄想のような症状があっても統合失調症を発症しない人は多いが、〔ケンジさんは〕発症するとどうして確信できたのか」

「100ある能力が70になると考えているような薬を、発症するかどうか分からない段階で投与していいのか」

「薬を飲んで症状が悪化した時、当時の主治医が『もう発症している』と言った病気は統合失調症のことではないのか」

「現在はまったくの放置状態なのに、治療中よりもはるかに調子がいいのはなぜか」

私の質問に教授は言葉を詰まらせた。最後には「誤診があったとすれば申し訳ない」と謝罪の言葉を述べたが、「今は統合失調症でなかったとしても、このような子どもは近い将来、統合失調症になる可能性が高い」と付け加えた。

では確認してみよう。2013年4月、母親に近況を聞いた。教授の「予言」から4年半が経ち、ケンジさんは19歳になった。

「とても元気に過ごしていますよ。中学の野球部は卒業まで続けました。入学した高校は『オレには合わない』とすぐにやめてしまいましたが、学費を稼いでアメリカに短期留学するなど、自分の力で歩み始めました。今はやりたいことが見つかったらしく、昼はバイト、夜は定時制高校でがんばっています。統合失調症という診断は何だったのでしょう。あの時、大学病院では入院も勧められました。大学の偉い先生たちに『このままだと大変なことになる』と脅されるのですから、ふつうは驚いて入院させてしまいますよね。うちの場合、よい先生に巡り合えて救われましたが、不登校が続いて大学病院に入院した近所のお子さんは、入った時よりもはるかに悪くなって帰ってきました。副作用が強い薬をさんざん飲まされた揚げ句、『病状悪化』で放り出されるのです。こういう悲劇はほかにもたくさんあると思います。精神科で起こっている現実を、ぜひ多くの人に知らせてください」

**薬が引き起こす衝動的行動**

抗不安薬などの薬の副作用で衝動性が高まり、統合失調症と誤診されることもある。

国内外で水産関係の技術指導をしていた東京在住のカズキさん（仮名）は、2001年、37歳の時に抑うつ状態に陥った。趣味のスポーツを一緒に楽しんでいた知人が、些細なトラブルをきっかけにインターネット掲示板にカズキさんの悪口を書き始めたことがきっかけだった。

カズキさんは物事を突き詰めて考えるタイプで、「仕事に追われ、ネットでは中傷されて、自分の居場所がなくなっていく恐怖を感じた」という。

さらに父親の死が重なり、気分の落ち込みが激しくなった。仕事が手につかず退職し、精神科病院でうつ病と診断され、薬物治療とカウンセリングを受けた。当時は身近な人たちにも「苦しさを理解してもらえなかった」が、「様々な悩みを聞いてくれる心理士のカウンセリングが一番の癒やしになった」という。

治療を続けながら電気関係の資格を取り、2004年、資格を活かせる会社に再就職した。通院先も会社近くの精神科病院に代えた。新たな主治医は「うつ病は治っている」と判断し、抗うつ薬を中止するなど処方を変えた。長期服用している抗うつ薬をいきなり断薬すると、体が急な変化に対応しきれず、症状が悪化する危険がある。カズキさんは再び抑うつ状態に陥ってしまった。

それでも抗うつ薬は処方されず、代わりに不安や緊張などを和らげる抗不安薬の種類と量が増えていった。すると、落ち着きなく歩き回ったり、転んだりする症状が現れた。2005年9月、泊まり勤務を終えて数種類の抗不安薬を飲み、帰宅する途中の朝の地下鉄駅で事件は起こった。

「なぜか無性にいら立ち、かばんからはさみを取り出して壁に貼ってあったポスターを切ってしまったんです」。たまたま近くにいた警察官に見つかり、器物損壊の現行犯で逮捕された。

この衝動的な行動について、その後通院するようになったクリニックの院長は「多量の抗不安薬を飲むと酒に酔ったような状態になり、理性や判断力が低下することがある。疲労や睡眠不足が蓄積していたところに、多量の抗不安薬が引き金となって発作的な行為に至ったと考えるのが自然」とする。

このような状態は、睡眠薬などでも引き起こされる可能性がある。だが警察は「精神疾患で自傷他害の恐れがある」と判断し、カズキさんは2人の精神科医（精神保健指定医）の鑑定を経て強制入院（措置入院）になった。

鍵のかかった保護室で多量の薬が投与され、眠り続けた。入院4日目、初めて言葉を交わした担当の女性精神科医が、笑いながら語った言葉が忘れられない。

「あなたはうつ病じゃないの。統合失調症なのよ」

抗精神病薬の処方が続いた。飲むたびにひどい倦怠感に襲われ、呂律が回らなくなった。まもなく6人部屋に移ったが、同様に呂律が回らない隣のベッドの男性に、女性看護師が「ほら、ちゃんとしゃべってみろ」と迫る姿を見て「とんでもない所に来てしまった」と身を震わせた。

カズキさんは担当医に会うたびに、インターネットの掲示板で悪口を書き続けられ、精神的に追い込まれた経緯を話したが、「担当医はインターネットに疎《うと》く、悪口を書かれ続けることがどれだけ苦痛なのか想像できないようでした。いくら話しても被害妄想と決めつけられた」。

呂律が回らない症状は1ヵ月ほどで治まった。だが今度はだるさや無気力感が強まり、記憶障害や判断力の低下が起こった。2005年暮れに退院したが、記憶力低下の影響は日常生活にも現れた。退院日、病院を出て自宅に向かうためJRの券売機前に立つと、「切符を買う方法が分からなかった」。周囲の人の動作を見るうちにお金の入れ方などを思い出し、なんとか家にたどり着けたが、今度は鍵のかかった玄関ドアの開け方を忘れていた。

空腹を満たす方法も分からなかった。「料理法だけでなく、どこで食べものを手に入れたらいいのかも分からない。近くのスーパーで買えることすら思い浮かばなかった」

何もできず、しばらく近くの実家で暮らした。会社の上司は病気に理解を示してくれたが、ひどい倦怠感が治まらず辞めるしかなかった。こうした苦しみを外来のたびに担当医に訴えたが「統合失調症なんだから記憶や認知の多少の障害は仕方ない」と突き放され、大量の薬を渡された。

カズキさんは疑問を持ち、インターネットで統合失調症や薬について調べ始めた。不信感は強まり、自分の判断で抗精神病薬の減薬を試みたものの、記憶障害の悪化が起こり断念した。急激な減薬で脳が混乱したためだった。一方、担当医は外来のたびに減薬を望むカズキさんを「病識がない」と決めつけ、抗精神病薬の種類と量をさらに増やした。両者の間には信頼関係のかけらもなかった。

2007年4月、カズキさんはセカンドオピニオンを得ようと、良い評判を聞いた精神科クリニックを訪ねた。院長は発症の経緯や治療内容、生活歴などを詳しく聞き、統合失調症ではないことを確認した上で「誤診による薬剤性精神病」と判断した。定期的なカウンセリングと、抗うつ薬を補いながら抗精神病薬の減薬を進め、4ヵ月後には抗精神病薬を中止することができた。しかし、軽度の記憶障害や手の震えなどに以後も長く悩まされた。

「担当医から統合失調症だと常に洗脳され、衝動的な行動も病気のせいだと思い込んでしまった。もしあのまま通院を続けていたら、僕の人生は終わっていたと思う」

技術と度量のある精神科医にたまたま出会えたカズキさんは、まだ幸運だったのかもしれない。以前の主治医の診断や治療に疑問を抱いても、措置入院の経験がある患者に対して、リスクを冒してまで診断の変更と減薬に踏み切る精神科医は少ない。処方薬の影響で人生を踏み外し、救世主的な精神科医と巡り合えぬまま、本当に人生が終わってしまった人は多いに違いない。

## 発達障害については無知な精神科医

誤診被害者の中には、発達障害の人も多く含まれる。脳機能の発達が関係する生まれつきの障害で、主に自閉症スペクトラム、学習障害、注意欠陥多動性障害に分類される。特に被害に遭いやすいのは、知的障害のない自閉症スペクトラムの人で、強いストレスを受けて幻覚や妄想に似た二次的症状（二次障害）を発症すると、軒並み統合失調症と誤診されてきた。

自閉症スペクトラムのうち、知的障害がある典型的な自閉症が報告されたのは半世紀以上前だが、知的障害がない自閉性の障害（アスペルガー障害など）が広く知られるようになったのは1990年代に入ってからだ。最近は、過剰診断や過剰投薬が問題になるほど発達障害は知られるようになったが、精神科では相変わらず誤診被害が続いている。

自閉症スペクトラムの障害があると、幼少期から学童期に言葉の発育の遅れや親への愛着行動の遅れなどが現れることがある。他者との円滑なコミュニケーションが苦手でこだわりが強く、好きなことや空想世界に没頭するなどの特徴も現れやすい。そのため友達を作りにくく、孤立していじめの対象になることもある。

聴覚などの感覚が過敏で、過去の辛い体験を今起こっているかのように生々しく感じる状態（タイムスリップ現象）に陥ることもある。例えば強いストレスをきっかけに、いじめられた時の光景や浴びせられた言葉、恐怖心などが突然、まざまざとよみがえり、混乱状態になる人もいる。薬の影響にも過敏で、抗精神病薬は少量でも副作用が強く出る人が多い。だが、発達障害を学んだ経験のある精神科医は少なく、二次的症状を「統合失調症の症状」、薬の副作用を「症状悪化」とみて、誤診の山を築いてきた。

「思い返すと、実は発達障害だったのではないかというケースがいくつもあります」。三吉《みよし》クリニック（神奈川県藤沢市）の院長で精神科医の三吉譲《ゆずる》さんは、自戒を込めて振り返る。医師歴40年以上の大ベテランだが、2007年、母校の東京大学で開かれた小児科医の講演で、知的な遅れがない発達障害の存在を初めて知った。発達障害の医学書や一般向け解説書、発達障害の人たちの手記などを数十冊買い込み、診療の合間に読破した。新たに吸収した知識をもとに過去の診断を見直してみると、気になる患者が何人も浮かんできた。

まず、抗精神病薬を10年以上服用しても病状が安定しない30代の男性の治療法を見直した。男性には、特定の物事への強いこだわりや、得手不得手の激しい落差など自閉症スペクトラムの特徴があった。薬を減らすと激しかった感情の起伏が収まり、被害妄想的な訴えも減った。やがて仕事に復帰できるまでに回復した。

発達障害の人の中には、一度見た光景をビデオのように鮮明に記憶したり、頭の中のイメージをどんどん膨らませたりするなど、特定の分野で際立った能力を発揮する人もいる。脳の一部にたとえ弱い部分があったとしても、脳の他の部分が代償的に発達するケースがあるのだ。ところが、そうした発達障害の人の強みまでもが精神科では妄想などと受け取られ、病気の症状にされてしまう。三吉さんは「さらに伸ばすべき能力を潰《つぶ》す治療をしてはいけない。病歴が長い患者の診断の見直しを早急に進めるべきだ」と訴える。

## 抗うつ薬服用から始まった悲劇

続いて紹介するのは、診断の見直しが遅れて取り返しがつかない状態に至った若い男性のケースだ。長期にわたる誤診、不適切投薬、精神科病院での暴力。精神科の闇に完全に取り込まれた彼の人生は、めちゃくちゃになった。

2012年1月3日、千葉県のA精神科病院（以下、A病院と表記）に入院していた当時33歳のユウキさん（仮名）が総合病院に救急搬送された。首を骨折して神経を損傷し、呼吸困難に陥っていた。搬送の直前まで、ユウキさんは鍵のかかった保護室に隔離されていた。面会に来た家族すらも出入りできない密室で、何が起こったのか。

ユウキさんが精神科で治療を受けるようになったのは、大学3年の時だった。それまでは精神科とは無縁で、東京の有名大学で社会学を学び、将来は報道関係の仕事に就きたいと考えていた。とはいえ勉強一筋だったわけではなく、テニスサークルに所属して大学生活を楽しんでいた。ところが3年の春、独り暮らしをしていたアパートに突然引きこもった。

両親が異変を察して部屋を訪れた時には、何も食べずガリガリにやせて布団に横たわった状態だった。驚いた両親は実家に連れ戻した。引きこもりの詳しい原因は不明だが、ユウキさんと電話でよく話していた姉は「恋愛や交友関係で悩みを抱えていたようです」と話す。

ユウキさんは実家で次第に元気を取り戻した。運動をしたり、図書館に通ったり、飲食店でバイトをしたりした。まもなく通学も再開したが、両親の心配は消えず、片道4時間かけて実家から大学に通うことになった。この遠距離通学が再び精神的消耗につながったのか、3年の夏、家族に相談もなしに退学届けを出した。その直後から抑うつ状態が顕著になった。「一日中ボーッとして魂の抜け殻のようでした」と母親は振り返る。

近くのI精神科病院（以下、I病院と表記）を受診し、抗うつ薬パキシル（神経伝達物質セロトニンの再吸収を阻害してセロトニンを増やす抗うつ薬SSRIの一種）が処方された。飲み始めて2ヵ月、向かいの家の引越し作業をしていた運送会社の男性をいきなり殴って軽傷を負わせた。ユウキさんは自分で通報し、警察に行った。調べを終えて実家に戻る途中、両親に「寂しかったんだ」と漏らした。

ユウキさんが飲んでいたパキシルは、衝動性を亢進《こうしん》する副作用が報告されている。特に若い人が服用する場合は要注意とされる。添付文書の一部（「重要な基本的注意」の一部）を抜き出してみよう。

**不安、焦燥、興奮、パニック発作、不眠、易刺激性《いしげきせい》、敵意、攻撃性、衝動性、アカシジア／精神運動不穏《ふおん》、軽躁《けいそう》、躁病等があらわれることが報告されている。また、因果関係は明らかではないが、これらの症状・行動を来した症例において、基礎疾患の悪化又は自殺念慮、自殺企図、他害行為が報告されている。**

ユウキさんの行動について、東京の西部にある精神科病院の薬剤師は指摘する。

「賦活症候群《ふかつしょうこうぐん》（アクチベーション・シンドローム）の可能性が考えられます。パキシルは確かに高い抗うつ効果があってよいのですが、代わりに衝動性が高まる賦活症候群のような副作用が起こり得ます。『パキシルは効くから』と安易に処方する医師が多いのですが、他のＳＳＲＩとは違った薬物動態であることを知るべきです。薬は通常、飲むと血液中の成分の濃度が上がっていきます。これは『線形モデル』と言って、薬の量と濃度が比例関係になります。ですが、パキシルは『非線形モデル』のため比例関係ではありません。薬を少し増やしただけでも、人によってはものすごい量の血中濃度になることがあるのです。すると場合によっては、脳のセロトニンを刺激して衝動性が増すと考えられます」

ユウキさんの暴力行為がこの副作用にあたるとは断定できないが、それまでの穏和な性格から考えると、あまりにも唐突で自滅的な行動だった。

見知らぬ人を殴ったユウキさんは、家族に伴われてI病院に行った。診察した精神科医はユウキさんにいくつか質問したが、幻聴や妄想が確認できないことを不思議がり、しきりに首をひねった。最後には「無関係の他人を殴るのだから統合失調症でしょうね」と結論づけた。

この精神科医の頭の中には「理由なく人を殴る行動＝統合失調症」という等式ができあがっていたらしい。一般人の偏見レベルであり、無理解も甚だしいが、こうした乱暴な診断が精神科では珍しくない。

「自宅で様子を見てください」と3日分の薬が渡された。それは後日、抗精神病薬リスパダールと分かった。

服薬1日目。飲んで間もなく首がうなだれて意識がなくなった。母親が驚いてI病院に電話すると「水を飲ませてください」とだけ指示された。

服薬3日目。父親と散歩中、上半身がけいれんしてエビのように大きく曲がり、苦しみ出した。呼吸が困難になり、唇が紫色になった。救急車でI病院に運ばれ、薬の血中濃度を下げる点滴が行われた。

この入院中も統合失調症の診断は変わらなかった。薬は古くからある抗精神病薬プロピタンに変更され、不随意運動を抑える目的で抗パーキンソン病薬アキネトンが追加された。だが、意味不明のことを話し出すなど状態は悪化し、別の抗精神病薬や抗不安薬などが追加されていった。

入院1ヵ月半、首の筋肉が硬直して前方に曲がり始めた。入院半年、斜頸《しゃけい》が進んであごが鎖骨のあたりについたままになった。斜頸の治療のため大学病院に転院したが、筋肉の緊張を和らげるボトックス（A型ボツリヌス毒素製剤）注射を首に打っても状態は改善しなかった。

この大学病院でも精神科を受診した。統合失調症の診断は変わらず、服薬を続けるうちに歩行困難や意識障害が現れてきた。精神科医から電気けいれん療法を勧められ、1クール（6回）受けたが効果はなかった。そればかりか「電気ショックを境にかえって精神状態が悪化した」と父親は語る。2クール目を勧める精神科医に不信感を募らせた家族は、再び転院を決めた。

## 統合失調症から発達障害へ

「統合失調症ではなく発達障害の可能性がある」。誤診を指摘したのは、皮肉にもユウキさんが後に重傷を負うことになる転院先のA病院の医師だった。ユウキさんはごく少量の薬にも過敏に反応し、重い副作用が出やすい体質だったのだ。以後、薬は処方されなくなり、外来通院で様子をみることになったものの、ユウキさんの認知能力はすでにひどく低下していた。

先にもふれたが、知的障害はないのに相手の胸の内を読むことが苦手な発達障害の人は、孤立したりいじめの対象になったりして、不登校や引きこもりに陥りやすい。周囲の無理解や不適切な対応が続くと、抑うつ状態や恐怖場面のフラッシュバックなど、二次障害が引き起こされることがある。

だが、ユウキさんの両親は「突然引きこもるまで大きな悩みを抱えているようには見えなかった」と首をひねる。母親は言う。「小学校の時の担任に、友達の後をついて回って真似ばかりする付和雷同タイプと言われたことがあります。しかし、ほかに行動の問題を指摘されたことはありませんでした。今から振り返ると、完璧主義でこだわりが強い、一人で問題を抱え込む、自分に自信がない、などの性格的な傾向はあったと思います。でも友達は多く、学校でも楽しくやっていると思っていました」

ところが姉の見方は異なる。「母は教育にかなりうるさく、ヒステリックな一面がありました。私は母に嫌われて家庭内に居場所がなく、早々と家を飛び出してしまった。母は弟のことは可愛がっていましたが、弟は母の言いなりになることに強いストレスを感じていたようです」

母親はユウキさんの将来を考えて、時にきつく対応したのだろう。だがユウキさんにとっては、消化し切れないほどのストレスや葛藤のもとになっていたのかもしれない。

発達障害に詳しい精神科医は指摘する。「人間関係などで常にストレスをためているのに、周囲の期待に応えようと頑張り続ける人もいる。その過程で自分なりの対処法を身につけられればいいが、進学や就職、新たな人間関係などのストレスがさらに加わった時、二次障害が強まって統合失調症と誤診されるような状態に陥ることがある」。こうした発達障害の子どもを持つ家庭では、親が発達障害の傾向を持っている場合もある。子どもの心の葛藤を受け止めにくく、問題がこじれていく場合は親の支援も必要になる。

ユウキさんは高校では「ネクラくん」と呼ばれていたようだが、大学では常に明るく振舞った。サークルの仲間とよく旅行に出かけ、夏はバーベキューなどを楽しんだ。実家に友達をたくさん連れてきたこともあった。冗談でみんなを笑わせるなど、場を盛り上げた。

しかし、恋人や友人との良好な関係が些細なきっかけで崩れることがある。ありがちなことだが、無理を重ねて人間関係を築いてきたユウキさんには、自分の存在を全否定されたような計り知れないダメージだったのかもしれない。そしてアパートに引きこもった。

両親がやせ細ったユウキさんを実家に連れ戻した日、ユウキさんは母親の前で「僕はこのままでいいの？　このままでいいの？」と繰り返した。「つらかったんだ」「寂しかったんだ」と声を震わせ、泣いた。「高校の時も人間関係が嫌で、登校したくない日がよくあった」と明かした。

「こんなにも神経の弱い子だったのか」。母親は驚き、励ましの言葉をかけたが、「何も言わず、ただ聞いてあげていればよかった」と今は悔やんでいる。数日後、ユウキさんは母親に言った。「弱いところをみせちゃったから、もうおしまいだ。僕の味方はいない」。この後、ユウキさんは吹っ切れたかのように一時的に元気を取り戻したが、母親にはもう胸の内を明かさなくなった。

父親は言う。「引きこもりや衝動的行動の背景には、本人の特性や私たちの対応の問題が少なからずあったと思う。まずそこから変えようとせず、精神科にかかって薬を飲めば良くなると思い込んでしまった。浅はかだった」

思春期や青年期の生きづらさは誰もが直面する。多くはこの時期を自然に乗り越えるが、周囲とうまくいかず、自分を追い込み過ぎて一過性の精神的混乱に陥る若者がいる。薬を一時的に少量使って二次的症状の混乱を抑えつつ、丁寧なカウンセリングを行い、発達特性を短所から長所に導く医師もいるが、ユウキさんに与えられた選択肢は多種大量の薬だけだった。

## 精神科病院での「暴行」

診断名が発達障害に変わり、薬をやめてもユウキさんは元に戻らなかった。バッグにいろいろなものを詰めて「そうだ、大学行かなくちゃ」と出て行こうとする。大学時代の友人とのスナップ写真を眺めて「僕のまわりから人がいなくなっていく」とつぶやく。不意に外出して行方不明になり、深夜に東京の警察署に保護される。一人でトイレに行けなくなり、失禁パンツをつける。まるで別人になってしまった。

そしてある日、こう言った。「俺はもう終わったよ」。きれい好きだったのに、部屋を散らかしても平気になった。脈絡のない単語を並べて話し、会話が成立しないことが増えた。2011年3月11日、東日本大震災。繰り返される大地の揺れと異様な雰囲気の中でパニック状態に陥り、炊飯器を投げて液晶テレビやパソコンを壊した。

2011年9月、居間で汚れた失禁パンツを替えようとしたため、父親が風呂場に連れて行こうとすると激しく抵抗した。その時、手が偶然父親の顔面にあたり、父親はあごの骨を負傷した。ユウキさんは倒れ込む父親の背中を心配そうにポンポンと叩き、その後、あぐらをかいて座り込んだ。

この偶発的な「暴行」でユウキさんは入院治療を勧められ、A病院に医療保護入院となった。だが、過去の不適切治療の影響と思われる認知機能低下に有効な治療法があるわけではない。1週間ほど保護室で過ごし、拘束された状態で4人部屋に移動した。10月初めに家族が面会に行くと、ユウキさんの目の周りに円形の青あざがあった。看護師は「体が硬直しているので風呂でちょっと」と答えた。

12月5日、「行動の様子を見る」との理由で、再び保護室に入れられた。12月26日、父親が面会に行き中をのぞくと、ユウキさんがおむつ姿で立っていた。父親は「何もない部屋に長くこんな状態で置かれたら、健康な人でもおかしくなる。大丈夫なのだろうか」と不安が募った。そして事件は起こった。

A病院から母親に連絡があったのは、2012年1月3日正午ごろ。ユウキさんの体調が急変して、総合病院に救急搬送されたという。すぐに駆けつけると、ユウキさんは首の前側の骨が折れて神経を損傷し、自発呼吸も困難な状態だった。

搬送時、ユウキさんの顔面左側には額から目にかけて大きなあざがあった。A病院は「おむつ替えの時にできた擦過傷《さつかしょう》」と家族に説明したが、姉が後日、親しい医師に負傷部位の写真を見せると「明らかな打撲傷」と指摘された。

「何があったのですか」。1月4日午後、不信感を募らせた母親と姉がA病院を訪れ、院長に説明を求めた。病院側は、保護室の監視モニターのビデオ（1月1日午後の分）を早送りで再生しながら「〔ユウキさんは〕何度も自傷行為をしており、そのために負傷したようです」と説明した。だが1月1日の映像に自傷行為の場面はなく、代わりに、病院職員がユウキさんの顔面を踏みつける様子が映っているのを姉が発見した。その場で指摘したが、院長は何も答えなかったという。

2012年7月、私はユウキさんの実家でこのビデオを見せてもらった。両親が今後の裁判に備えて証拠保全の手続きを行い、1月1日と2日の録画をカルテなどとともに入手したのだ。

1月1日午後4時過ぎ。狭い保護室の天井に設置され、部屋の隅々を真上から映す監視カメラが、看護師と思われる男性職員2人の入室を捉えた。そこはドアの横に便器と衝《つい》立《たて》、あとは布団と枕があるだけの刑務所のような空間だ。床に座り、ドアとは逆の格子付き窓の方向を長時間眺めていたユウキさんの肩に、後ろから来た職員が手をかけ、引き倒してあおむけに寝かせた。この時、普通であれば横たわったユウキさんの顔は真上にあるカメラに正面を向け、はっきり映るはずだが、実際の映像では頭頂部あたりしか見えない。以前の病院で多量に飲まされた薬の影響で、ユウキさんの首は激しく前傾し、あごが鎖骨につく状態で固まっていたためだ。床に寝ても頭が上がったまま動かないのだ。

この状態で、職員らは栄養食らしきものをユウキさんの口に含ませ、2人がかりでおむつ交換に取りかかった。交換自体は手慣れた様子ですぐに終わったが、ズボンをはかせようとした時、問題が起こった。ユウキさんがあおむけのまま両脚をバタバタと動かし、抵抗したのだ。

この時、職員はユウキさんの左右に1人ずついた。ユウキさんの右手側の職員を職員A、左手側の職員を職員Bとしよう。2人はかがみ込んだ姿勢でズボンを両脚に通そうとするが、二度、三度とやってもうまくいかない。ズボンを下肢に通しても、ユウキさんが脚全体を動かして抜いてしまうのだ。ズボンの締め付けや肌触りなどが嫌だったのかもしれない。

職員がさらに力を込めると、怯《おび》えたように胸の上に置いていたユウキさんの右手が「やめて」と言わんばかりに下方に伸びた。この手を職員Aが押さえ、再び胸に戻した。その時、ユウキさんの脚がさらに激しく動き、職員Bの体が前から強い衝撃を受けたかのように後ろに移動した。職員Bの体は、この瞬間は後頭部と背中しか映っておらず、体の前側で起こったことは特定できないが、状況と衝撃の大きさから見て、おそらく上半身のどこかに、ユウキさんの左脚が蹴るような形で当たったと思われる。

次の瞬間、職員Bは腹を立てた様子で突然立ち上がり、ユウキさんの頭部に近づいて右脚を激しく前に振った。靴を履いた足が頭部に当たったかどうかは、この職員の体に遮られて確認できないが、この時、ユウキさんの頭部が激しく動いた。

さらに、右脚がもう一度勢いよく前に振られた。この場面は、カメラが足先までしっかりと捉えていた。右足が頭の上方に蹴りこまれ、衝撃でユウキさんの髪がひどく乱れた。続いて、右足を軸にユウキさんの頭部をまたぎながら、左足で顔面のあたりを踏みつけた。この動作もカメラにはっきりと映っている。

この後、職員Aがユウキさんの上半身に自分の体重を浴びせて押さえ込み、暴行した職員Bはユウキさんの片足を踏みつけた。そこに3人目の職員が現れてズボンをはかせ、間もなく職員全員が保護室から出て行った。

あおむけのまま床に横たわった状態で、残されたユウキさん。ここでカメラは不自然な現象を捉えた。ユウキさんの顔が、真上のカメラの方を向いているのだ。あれほどひどかった斜頸が、すっかり治ったかのように。

この病院の院長は当初、ユウキさんの負傷の原因を「自傷行為」と説明した。だが後に「自傷行為はなかった」と説明を変えた。そうであれば、首の骨折はこの暴行で生じたと考えるのが自然だが、ユウキさんは暴行を受けた後、しばらくして立ち上がったことがビデオで確認できた。苦しそうにかがむ場面や、首を手で押さえて気にするような様子は映っているが、元日の夜も体は動いていた。

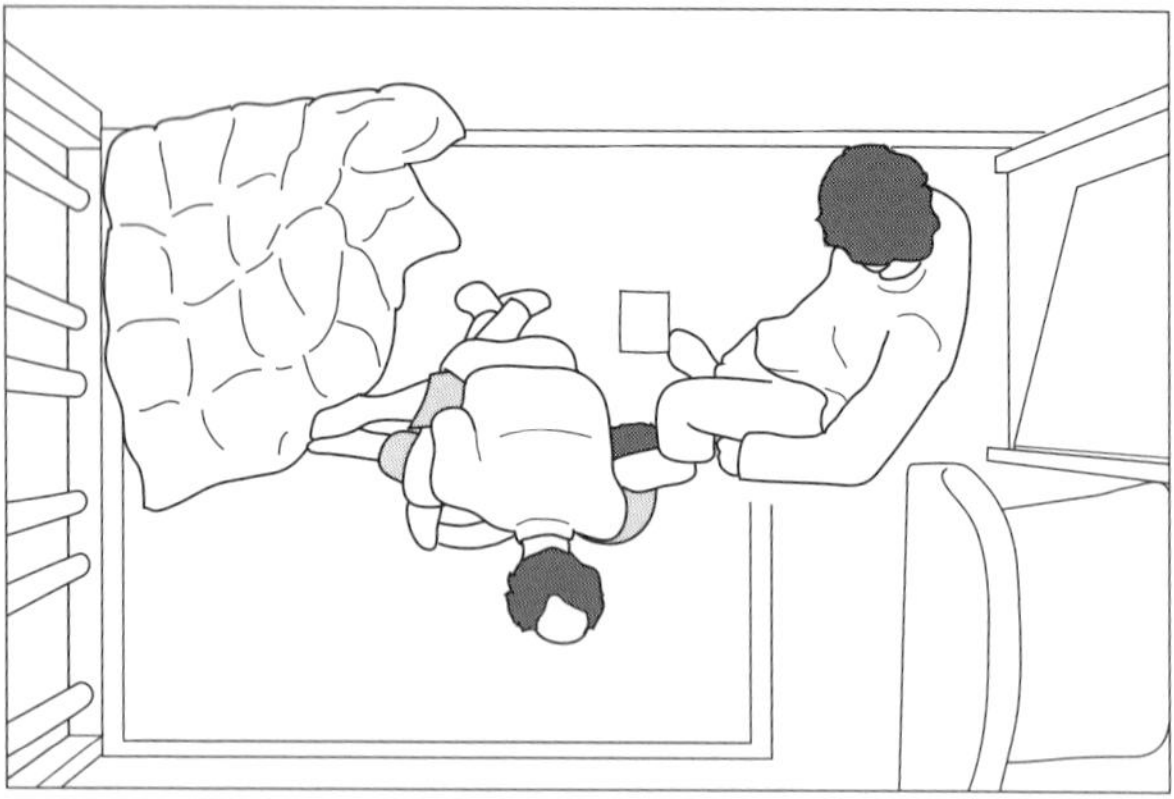

病院職員がユウキさんを左脚で踏みつけたシーン
（ビデオ映像をイラスト化したもの）

ユウキさんは床に布団を広げて横向きに眠った。2日の朝も、布団の上で脚が動いていた。午前9時半過ぎ、職員4人が入室。ユウキさんをあおむけにした後、1人が頭を手で軽く押さえるなどして栄養食を口に入れ、別の職員がおむつを確認した。ユウキさんの体に明らかな異変が起こったのはこの時だ。脚の動きがぱたりと止まった。だが職員たちは気にする様子もなく、決まった手順を済ますと保護室から去った。

以後、カメラは無情にも、不随になったと思われるあおむけのユウキさんを記録し続けた。脚はだらりとしたまま動かず、時折、手がけいれんしたように震える。顔はやはり天井を向いている。病院がユウキさんの異変に気づき、救急車を呼んだのは翌3日の昼だった。

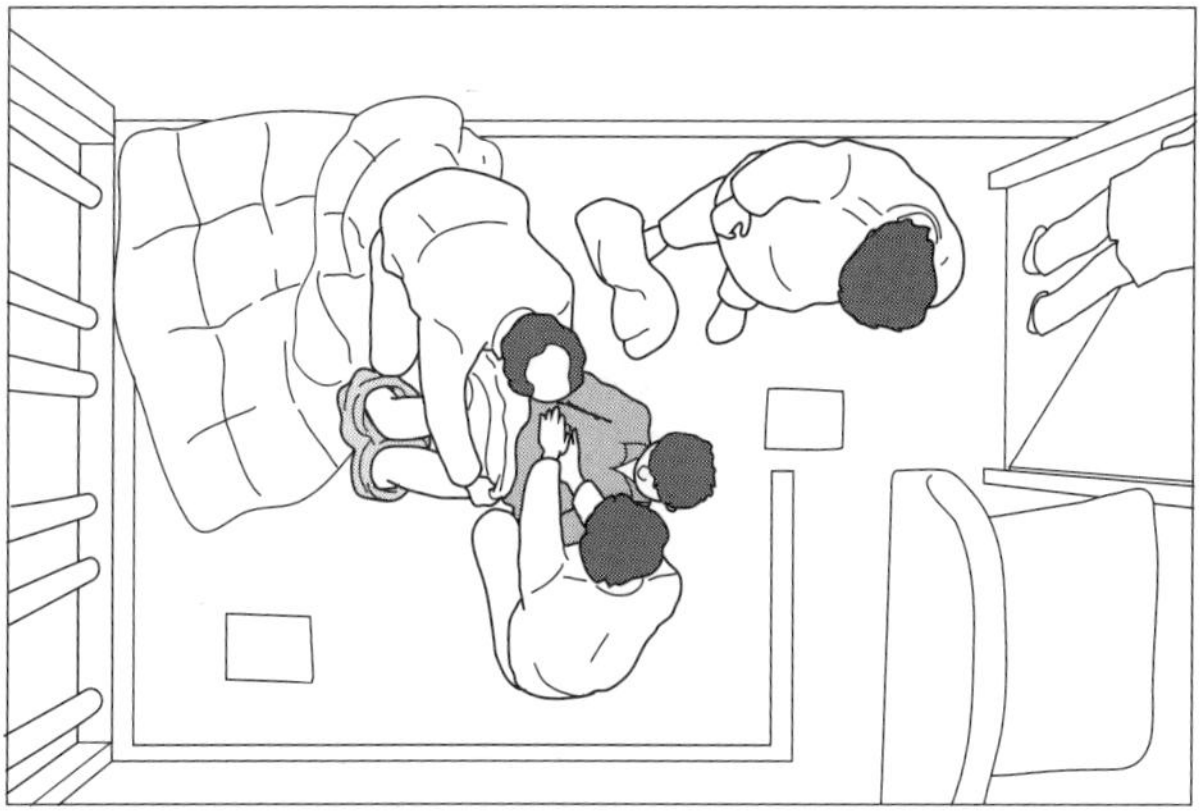

暴行が行われる直前のおむつ替えの様子。首が前傾して床から浮いた状態にあるのが分かる（ビデオ映像をイラスト化したもの）

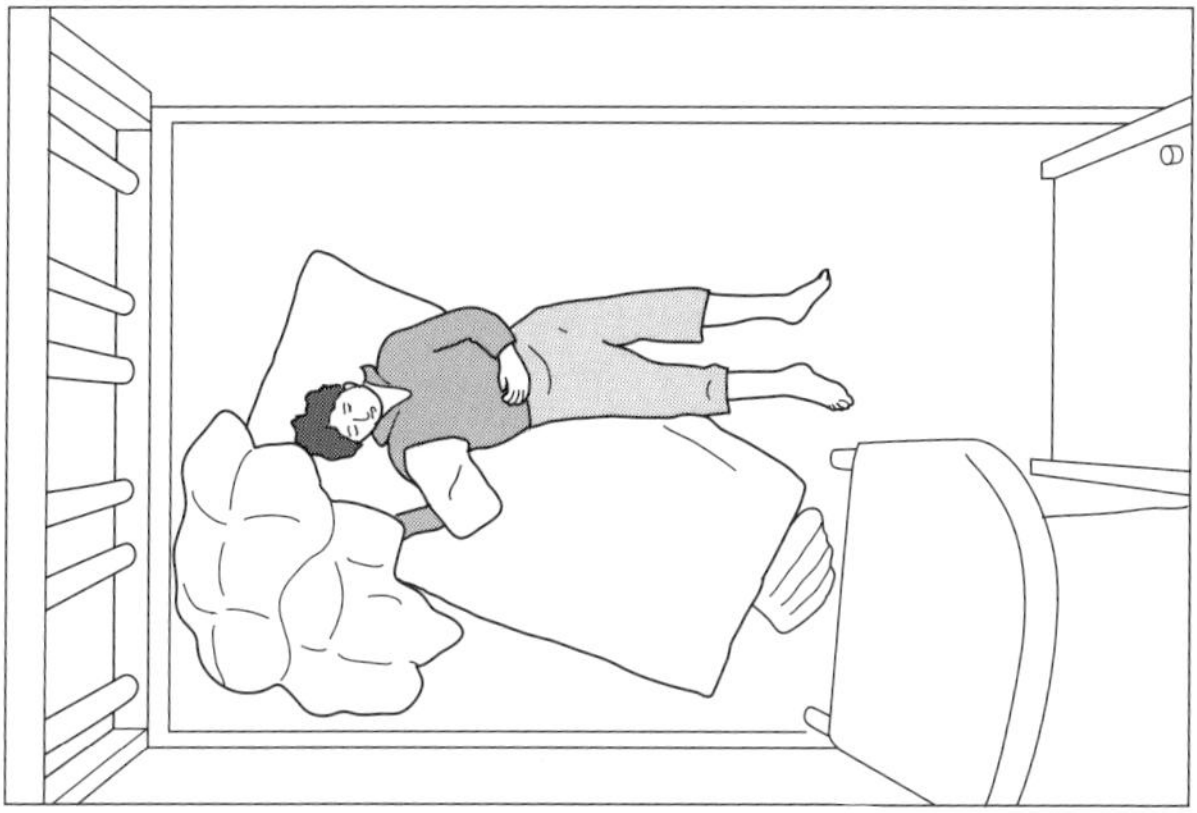

暴行の翌日のユウキさん。首の前傾がなくなったかのように顔が天井を向いている（ビデオ映像をイラスト化したもの）

## 原因不明と居直る病院

この事件は2012年2月、読売新聞の朝刊連載「医療ルネサンス」で取り上げた。A病院の院長は取材に対し、こう語った。「当初、ご家族に自傷行為と説明したことは確かですが、ビデオには映っていなかった。原因は不明。職員が何かをする様子は確認しましたが、頭部を足で少し押さえる行動のように私には見えた。おむつ替えの後にも立ち上がる場面が映っている。首が折れていれば、そのような動作はできないと思う」

「時間が経ってから負傷した部分が悪化し、重い症状が出ることもあるのでは」との私の質問には「専門ではないので分からない」とした。

負傷前、ユウキさんの首は斜頸のため前傾して動かず、あおむけに寝ても頭部がかなり上がった状態だった。そこを足で強く踏まれたらどうなるのか。

斜頸などのジストニアの治療経験が豊富な川崎市立多摩病院神経内科部長の堀内正浩《ほりうちまさひろ》さんは「斜頸が続いても、首の骨が骨粗鬆症《こつそしょうしょう》のようにスカスカになって弱くなることはない。しかし首の関節が固まってしまうため、衝撃を受けた時にその力が逃げず、一ヵ所に集中してしまう。通常より小さい力でも首の骨が折れることは考えられます」と話す。

それでは、首の負傷がしばらくしてから重傷化することはあるのだろうか。脊髄《せきずい》の病気や傷害の治療に取り組む東京の総合病院の脳神経外科医は、3つの可能性を示した。

（1）暴行により頸椎《けいつい》に脱臼《だっきゅう》などの不安定性が生じた。その後の軽い衝撃で頸椎がさらにずれるなどして、脊髄に深刻なダメージが生じた。

（2）暴行の段階で脊髄に何らかの出血が生じて、これが次第に増えて脊髄を圧迫し、麻痺が起きた。

（3）多量の服薬、もしくは飲食が十分できないことなどによる脱水のため、脊髄に虚血が生じて麻痺が引き起こされた。

外傷後に症状が進む場合は（1）が多く、（2）がまれに存在するという。麻痺が外傷よりも遅れて生じることはあるという。

不自然な点はまだある。映像を見る限り、ユウキさんは首の痛みをそれほど感じていないようなのだ。この脳神経外科医は「頸椎の骨折は、程度によっては麻痺などの神経症状が現れない場合があります。ただし、痛みはほとんど必発。頸椎が骨折したり、ひびが入ったりしても痛みを感じない場合は、感覚の異常が合併したか、薬剤などで痛みを感じにくくなっていることが考えられる」と言う。だが、ユウキさんは統合失調症の誤診が分かって以来、薬をほとんど飲んでいなかった。過去の不適切な治療は認知機能を低下させただけでなく、痛みの感覚まで鈍らせてしまったのだろうか。

ユウキさんは、A病院から救急搬送された総合病院で自発呼吸が停止するなど、一時危険な状態に陥った。何とか危機を脱し、肩や上腕は動くことが確認できた。だが脚は動かず、今後も動く見通しはたたない。

2012年春、療養型の病院に転院した。6月末には痰《たん》が詰まり、一時危険な状態に陥った。鼻から管を入れて栄養を補給してもやせ細る一方で、栄養を胃に直接送る胃瘻《いろう》をつけたが、2013年4月には180cm弱の身長に対し、体重が36kgになった。10月には39kgまで増えたが、肺炎を何度も繰り返し、たびたびひどい血尿が出るなど危険な状態が続いている。

## 被害届を出しても、警察は1年半も放置

この事件が発覚した2日後、家族は千葉県の警察署に通報した。警察は病院からビデオなどの提出を受けて調査を開始し、担当の刑事から家族に「職員が足で何かしているのを確認した」「画像解析の結果、「ユウキさんが」自傷行為をした事実は認められなかった」と報告があった。

2012年2月、家族は被害届を出した。担当になった刑事は「私も身内に障害を持ったものがいる。しっかり捜査します」と話した。ところが、事件から1年半が過ぎても目立った動きはなく、2013年9月、刑事課長からやっと次のような電話があった。「1年以上、何もできずに申しわけありませんでした。これから検事に相談します」。この間、ユウキさんの家族や支援を申し出た市議らが警察に進行状況を問うと「ほかの捜査が立て込んでいたので、ちょうどこれから始めようとしていたところ」などと刑事課は回答していた。父親は「捜査を避けているように思えてなりません。担当の刑事さんは熱心に話を聞いてくれて、理解してくれた。しかし、外部から様々な圧力がかかっているのかもしれない」と不信感を募らせてきた。

姉は語る。「ビデオに暴行場面がはっきり記録されています。一般の総合病院でこのような暴行が発覚したら、すぐに大問題になるに違いありません。でも、弟はなぜ放置され続けたのでしょうか。精神病院の患者だからでしょうか。精神病院の患者は、暴行を受けても仕方がないほどどうでもいい存在なのでしょうか」

疑問はまだある。職員はなぜ暴行に走ったのか、という点だ。弱い立場におかれた患者への暴行は決して許されない。だが、これを一職員の問題として片づけてしまっては、精神医療の改革は進まない。

ある精神科病院に勤務する看護師は明かす。「うちの病院の経営者は最近、口を開けば『患者の人権』『問題を起こすな』ばかり。逆に看護師が患者から暴行を受けても、経営者は知らんぷりなのです。これでは看護師のうっぷんはたまるばかりで、誰も見ていない所で患者に暴力を加える看護師もいます」

精神科病院から陰湿な暴力をなくすには、風通しのよい組織運営が欠かせない。そこで毎朝、職員のほとんどが集まるミーティングを開き、受け持ち患者の状態や対応法などを詳細に報告し合っている民間精神科病院もある。その結果、組織の結束力が強まり、職員の問題行動の防止にもつながっているという。

この病院の理事長は「患者の人権尊重と、患者の管理の両方を同時に求められる職員の負担は非常に重い。経営者として心掛けねばならないのは、職員を孤立させないこと。日々の仕事ぶりが上司や他のスタッフにしっかりと伝わり、きちんと評価される組織づくりが何より大切です」と話す。

こうした経営者ばかりであればよいが、残念ながら精神科の臨床現場の多くは、人権と管理の狭間《はざま》で迷走を続けている。

## 薬漬けと電気ショックの末に失った言葉

誤診を発端とした悲劇は全国各地で起こっている。その中からもう1件紹介しよう。

2012年10月、私は神奈川県の大学病院で、精神科病棟に入院中のタクヤさん（仮名）と対面した。当時26歳。言葉を話せない。先天的な障害ではなく、深刻な頭部外傷を負ったわけでもない。以前は、家族や友人とも何の不自由もなく話していた。精神科で「統合失調症」と診断され、多剤大量投薬と電気ショック23回を受けるまでは。

タクヤさんは病棟スタッフに連れられ、面会室に歩いてやって来た。年齢よりも幼く見えるかわいらしい顔立ちで、やさしい目をしている。身長はすらりと高く、健康に暮らせば女性にもてるタイプだろう。食事を摂ろうとしないため、左の鼻の穴に差し込まれた栄養補給用の管が痛々しい。長期服薬の影響で、肩や首は前傾気味になっていた。

「はじめまして」。あいさつをすると、タクヤさんは私と目を合わせ、人懐こい笑顔を浮かべた。だが言葉は返ってこない。同席した母親と私が過去の治療について話を始めると、彼は前傾した顔をさらにうつむかせ、悲しい顔をした。しかし、彼が慕う姉のことに話が及ぶと、再び顔をあげて目を輝かせた。周囲の話はしっかり理解できているのだ。それでも言葉が出ない。

10分ほどの面会を終え、部屋を出る時、私は握手を求めた。彼は私の右手を両手で柔らかく包んだ。

「元気になって早く退院しようね」。彼は小さくうなずき、人懐こく笑った。

タクヤさんは幼少期、体が弱く、よく熱を出していた。「上の2人の子と比べるとあまり笑わず、いつも不安そうな顔をしていた」と母親は振り返る。

言葉の発育が遅れ気味で、カ行がうまく言えず、「ばか」が「ばた」になったり、「ぼく」が「ぼち」になったりした。一人遊びが多く、同世代の子どもの輪に加わろうとはしなかった。

5歳の時、自分から「サッカーやりたい」と言い出し、チームに入った。「急に生き生きとし始めて、練習から帰って来ると顔が輝いていた。試合でも楽しそうに動き回っていました。やっと子どもらしくなったと感じて、私もうれしかった」。ところが8歳の時、コーチが替わって勝つことが優先されるようになると、状況は一変した。

タクヤさんはコーチに期待され、厳しい指導を受けるようになった。ある試合中、コーチはタクヤさんに次々と指示を飛ばした。タクヤさんは急に動けなくなり、しばらくその場に立ちすくんだ。

「もうやめたい」。たびたび漏らすようになったが、サッカーを通して成長することを期待した父親が引き留めた。だが、試合前になると体調不良を訴えることが増え、練習でも生き生きとした表情が消えた。10歳でサッカーをやめた。

「クラスの人たちがこそこそ悪口を言っている気がする」。そう言い始めたのは14歳の時だった。親しい友人が家に来ても居留守をつかった。いじめられていたわけではなく、「僕、頭がおかしくなっちゃったのかな」と自分でも不思議がった。少しすると被害妄想的な言動は消えたが、今度は宿題を一切やらなくなった。

高校受験を控えた三者面談。担任教諭は「入れる高校がない。宿題がずっと滞っているから内申点《ないしんてん》が足りない」と告げた。その晩、タクヤさんは自宅のイスに座ったまま長時間動かなかった。以後も中学は休まず通ったが、帰宅するとイスに座りっぱなしになったり、一点を見詰めたまま立ち続けたりするようになった。食事をほとんど摂らなくなり、1ヵ月で体重が15kg減った。小児科に3週間入院し、点滴で栄養を補いながら少しずつ食べる練習をした。

担任の予想に反して公立高校に合格できたが、通学したのは10日間だけだった。「つらいからやめる」と自ら高校に伝え、退学した。

## 常同行為の悪化で入院

手を何時間も洗い続ける、深夜に泣きながら家中を歩き回る、服を脱いだり着たりを繰り返す、布団に入ったり出たりを繰り返す、シャワーを何時間も浴び続ける……。決まった動作を繰り返す常同行為が顕著になった。

常同行為は、精神科では統合失調症の一症状などとして扱われてきたが、自閉症の人にも現れやすく、知的障害のない自閉症スペクトラムの人が強いストレスにさらされた時も、同様の状態に陥ることが知られるようになった。だが発達障害の知識を持つ精神科医は少なく、子どもの常同行為を「〔初期や前駆段階の〕統合失調症」と決めつけ、対応を誤るケースが後を絶たない。

タクヤさんの常同行為は、母親たちが体を押さえても止まらなかった。一晩中、体力が尽きるまで家の中を歩き続けたり、立ち続けたりした。心配した母親は、15歳のタクヤさんを精神科病院に連れて行った。即入院になった。

被害妄想や幻聴は現れていなかったが、主治医は「幻聴は間違いなくある。幻聴から脅かされていて言えないんだ」と、ご都合主義的な決めつけをし、「統合失調症」と診断した。さらに主治医は「肉親に会うと帰りたがるので、しばらく面会に来ないでください」と母親に伝えた。

1ヵ月後、2分間だけ面会が許された。タクヤさんは保護室で全身を拘束され、導尿（カテーテルを使って膀胱《ぼうこう》にたまった尿を外に出す処置）されてベッドに横たわっていた。母親の顔を見るなり泣き叫んだ。

「もう繰り返し行動はしないから！」「お願いだから退院させて！」

「これは虐待ではないか」。母親がそう感じたのも無理はない。タクヤさんは自分や他人を傷つけたわけではなく、同じ行動を家で繰り返していただけなのだ。主治医は常同行為が起こった背景には無関心で、ただ動きを強制的に止めるために体の自由を奪い、導尿まで行った。心を扱う精神科医でありながら、思春期の複雑な心には目を向けず、ズタズタに切り裂いたのだ。

「今すぐ退院させたい」。母親は焦ったが、自宅に連れ帰っても、また常同行為を繰り返す可能性が高い息子にきちんと対応できる自信はなかった。ほかに相談するあてもなく、結局は病院を信じるしかなかった。

2週間後。2度目の面会時には拘束は解かれていた。だが代わりに、鎮静目的で大量の薬が投与されていた。

タクヤさんの首は激しく前傾し、あごが鎖骨のあたりについていた。先に紹介したユウキさんと同じ症状だ。両腕が震え、何かを持とうとしてもつかめない。両脇を支えないと立てず、すり足で歩幅が小さい小刻み歩行になっていた。

よだれがダラダラと流れ落ちる口を必死に動かし、同じ言葉を繰り返した。

「死にたい」「死にたい」「死にたい」「死にたい」「死にたい」

入院は1年に及んだ。この間、多感な少年は多剤大量投薬を受け続けた。「僕には薬は効かない。薬じゃ治らないんだ」。タクヤさんが病室でいくら叫んでも、主治医は聞き入れなかった。両親もまた、息子よりも精神医療を信じて、必死の叫びを聞き流した。母親は「おかしいのは私たちのほうだった。後悔してもしきれない」と悔やむ。

クロルプロマジン、レボメプロマジン、ルーラン、セロクエル、ジプレキサ、リスパダールなどの抗精神病薬が、一度に複数使われた。この中には、タクヤさんが陥った常同行為などの強迫症状をさらに強める恐れが指摘されているものもある。発達障害に詳しい精神科クリニックの医師は指摘する。

「発達障害の可能性がある人に強迫症状が出た場合、少量のオーラップ〔神経系用剤〕か、少量のエビリファイ〔抗精神病薬〕などで様子をみるのが今では一般的。同時に家庭や学校のストレス因子を突き止め、生活環境の改善をはかる。しかし発達障害が眼中にない精神科医は、すぐに統合失調症と診断するので、リスパダールやジプレキサなどを最初から出して、かえって強迫症状を強めてしまう。そして薬がどんどん増えていく」

結局、タクヤさんは主治医にさじを投げられた。「薬はすべて使ってみましたが効果がない。これ以上は無理です。残念ですが交通事故にあったようなものだと思ってください」

さらに主治医はタクヤさんの退院直前、こう言って姿を消した。「統合失調症ではないかもしれない。強迫性障害かもしれない。自信がなくなったのでアメリカかどこかで勉強し直します」

医師は勉強をやり直すことで誤診の罪を償った気になるのかもしれないが、症状悪化のまま放置された患者はどうなるのか。

主治医は代わったが、外来でも相変わらず多剤大量処方が続いた。16歳の時の外来処方を見てみよう。

**毎食後**

セロクエル（抗精神病薬）、コントミン（抗精神病薬）、レキソタン（ベンゾジアゼピン系抗不安薬）、アキネトン（抗パーキンソン病薬）、トリフェジノン（抗パーキンソン病薬）

**朝・夕食後**

リスパダール（抗精神病薬）、ヒベルナ（抗ヒスタミン薬・抗パーキンソン作用）

**夕食後**

ジプレキサ（抗精神病薬）

**寝る前**

レボトミン（抗精神病薬）、セロクエル（抗精神病薬）、ロンフルマン（チエノジアゼピン系

睡眠薬）、ベンザリン（ベンゾジアゼピン系睡眠薬）、ヒベルナ（抗ヒスタミン薬）

**毎食前**

ツムラ大建中湯《だいけんちゅうとう》（胃腸の調子をよくする）

これでも入院中よりは減ったのだという。1種類の使用が原則の抗精神病薬が5種類、依存性のあるベンゾジアゼピン系などの薬剤が3種類、薬の副作用として現れるパーキンソン症状を抑える薬が3種類……。当然、タクヤさんの体調はすぐれず、近所の内科で安静時の脈拍が140もあることが分かった。内科医は「このままでは危ない。薬が多すぎる」と危機感を抱き、精神科病院に電話で警告したが、以後も薬は減らなかった。

退院から1年、強迫性障害の治療に定評があった別の精神科病院に通い始めた。ここで診断が「適応障害」になり、薬をどんどん減らしていった。すると、全身の筋硬直や気分の激しい波は収まってきた。もともとあった常同行為は減薬が進むにつれて目立つようになったが、カナダの姉の家にホームステイしている間はすっかり治まるなど、リラックスできる環境にいると改善することが分かった。

20歳で自動車の運転免許を取得し、単位制の高校にも通い始めた。買い物に行くと、バッグや靴、帽子ばかりを買い、すぐに返品するなど変わった行動も見られたが、順調に回復してきたタクヤさんに、父親がたびたび愚痴を言うようになった。

「俺は18歳の時には働いていたぞ」

サッカーをやめて以来、父親との関係がうまくいっていないタクヤさんは、急《せ》き立てられるようにバイトに打ち込んだ。慣れない仕事でたびたびミスをして上司に怒られると、家でひどく落ち込み、「俺はニートだ。親に申しわけない」とつぶやいた。目をしきりにパチパチさせるチックのような症状や、自分の顔や腰、太ももなどを叩き続ける行動が現れた。音に対して非常に過敏になり、小さな生活音にも苦しんだ。家にいても立ちっぱなしで過ごすようになり、脚がパンパンに腫《は》れ上がった。飲食をやめてやせ細り、自宅近くの3ヵ所目の精神科病院に緊急入院した。22歳の時のことだ。

## 再び統合失調症の診断に

ここでまた、診断名が「統合失調症」になった。だが、抗精神病薬を増やすだけでは改善の見通しが立たず、勧められた電気ショック（電気けいれん療法）を受けるため大学病院に移った。回数は計10回（週に1～2回実施）。7回目までは、受けた直後に受け答えがはっきりして「効果があるように見えた」と母親は言う。だが8回目以降は目立った変化は現れず、固まったまま動かなくなるなど状態はかえって悪化した。「これ以上、手の施しようがない」と言われて退院した。

自宅で立ちっぱなしの状態が続いた。時々、下を向いて足踏みをしたり、手を突っ張ったりした。このころはまだ家族との会話はできていたが、放っておくと飲食や歯磨き、入浴をしないため、母親による介助が必要になった。

24歳の春、また飲食を拒むようになり、再び大学病院に入院した。電気ショックが改めて計13回行われ、1回目の直後から、左手に小刻みな震えが現れた。回数を重ねると、今度は右手の指が内側に曲がって動かなくなった。

この症状について、同じ大学病院の整形外科医は「薬の影響だけでなく、電気けいれん療法の後遺症の可能性がある」と母親に告げたが、精神科の主治医は「原因は分からない」と繰り返した。以後、手の震えや硬直は1年以上続いた。そればかりか13回の電気ショックが終わるころには、タクヤさんは言葉を話せなくなっていた。

タクヤさんの状態は退院後も好転せず、体全体が硬直したように動かなくなる場面が増えた。テレビを見て度を超えた大笑い（笑う時は「ハハハハ」と声が出る）をしたと思ったら、急に落ち込んで無反応になるなど、感情の波がますます激しくなった。姉が一時帰国した時は、姉の言う通りにトイレに行ったり手を洗ったりしたが、いなくなるとまた元に戻った。

2012年夏、大学病院に再入院した。主治医とともにタクヤさんを診ることになった精神科教授は、治療に疑問を持った母親や家族会のメンバーから、診断の見直しと減薬の要望を何度も訴えられるうちに治療方針を改めた。診察に同席した私の質問にこう答えた。

「統合失調症なのか発達障害なのか判断が難しいケースですが、薬は可能な限り少なくしたい。減薬が順調に進み、状態が安定すれば言葉が戻る可能性はある」

この病院では、抗精神病薬のエビリファイとリスパダール、抗うつ薬のパキシルなどを同時に使ってきた。取材直後の11月から減薬を進め、12月にはリスパダールを中止した。母親は「体の硬直がとれ、作り笑顔ではない自然な笑顔が戻って表情が豊かになりました」と喜ぶ。

タクヤさんは2013年7月末に退院した。これまでタクヤさんの世話を母親に任せきりだった父親は、自宅に戻ったタクヤさんに気軽に話しかけるようになるなど態度を変えた。帰宅直後は両親の顔色をうかがう様子だったタクヤさんの表情は、次第に柔らかくなった。「これからも薬を可能な限り減らしていき、いつかまた言葉を取り戻して欲しい」と母親は願っている。

だが、タクヤさんのようなケースでは、減薬を進めると常同行為などのもともとの症状が再び強く現れる恐れがある。多剤大量の薬で症状を無理やり抑え込んでいただけで、症状の原因が取り除かれたわけではないからだ。しかし、減薬で現れた症状を病気の「再燃」や「悪化」ととらえ、再び抗精神病薬などを増やしてしまっては、誤診の悪循環から抜け出すことができない。

タクヤさんにとっての一番の薬は、家族関係など生活環境の再構築だろう。今後の減薬で現れる可能性がある一時的な症状悪化に対応するため、信頼できる精神科医のサポートも欠かせない。そうしたきめ細かな在宅支援ができる公的サービスは整備されていないが、タクヤさんの場合、幸いにも神奈川県の誤診被害者の家族たちが支援に乗り出した。母親の悩みを聞いたり、減薬の経験が豊富な精神科医の助言を求めたりしていくという。支援を始めた精神科医は、タクヤさんをこうみる。「言葉が出ないのは、話せば話すほどひどい治療を受けさせられてしまったため。彼は、話さないという常同行為を続けているのだろう」。

娘を誤診の泥沼から救い出し、タクヤさんの支援の中心となっている女性は訴える。

「誤診が濃厚になっても、周囲に支えてくれる人が存在せず、本人や家族が孤立してしまうケースが多くあります。幸運にも誤診から抜け出せた人たちが、ボランティアで被害者や家族を支える活動を各地で行っていますが、できることには限界があります。こうした活動こそ、誤診を放置してきた精神科団体や国、都道府県が責任を持って取り組むべきではないでしょうか」

### 検査もろくにせずに薬物治療がスタート

　精神科診断のあり方についても少しふれておこう。精神疾患と似た症状は、ホルモンを作る臓器の障害による内分泌代謝疾患や、神経系の病気などでも現れる。そのため、必要に応じて画像検査や脳波検査、血液検査などを行い、これらの病気ではないことを確認したうえで、精神疾患の診断を行うのが原則とされている。

　タクヤさんが、最初の精神科病院でこうした検査を受けたかどうかは定かでない。母親は「治療の進め方について、私たちにはまったく説明がありませんでした。検査をしたという話も聞いていない」という。

　大学病院に移り、タクヤさんは頭部のＭＲＩ（磁気共鳴画像）検査や脳波検査を受けた。結果的に大きな問題は見つからなかったので良かったが、こうした検査をまったく行わないまま、５分程度の問診で診断を確定する精神科医が今も多く存在する。

『精神科医　隠された真実』（東洋経済新報社）などの著書がある精神科医の斉尾《さいお》武郎《たけお》さんは「一般の人にも名がよく知られ、とても有力な精神科教授が率いる大学病院を退院した患者さんを最近診て驚きました。入院中に脳波検査すら受けていなかったのです。２０１２年のことですよ。有名大学病院でもまだこんなレベルなのです」と嘆く。

タクヤさんはＭＲＩ検査で、脳の表面を覆うくも膜に直径２㎝の「くも膜のう胞」が見つかった。これは、脳の画像検査の進歩でよく見つかるようになった髄液の袋で、多くは治療の必要はない。タクヤさんのくも膜のう胞も、精神科の主治医が「心配ない」と判断した。

だが、次第に大きくなって脳を圧迫する場合は手術が必要になる。発達障害の人は、くも膜のう胞が見つかる確率が高いとの指摘（くも膜のう胞が発達障害の直接の原因とはされていない）や、くも膜のう胞による脳の圧迫で統合失調症様の症状が出たという報告もあり、今後の詳しい調査が待たれる。

一般の診療科では過剰な検査が問題となることがあるが、精神科では検査不足が常態化してきた。西日本の精神科病院に勤務した経験がある内科医は明かす。

「私がいた精神科病院では、血糖値が上がりやすい抗精神病薬を患者に使っても、血液検査を行いません。精神科医に理由を聞くと『検査を行わなければ糖尿病にならず、同じ薬を使い続けられるから』と言うのです。冗談だと思いたいが、そんなことが平気で行われています」

内容が少し専門的になるが、誤診についての斉尾さんの意見を紹介してこの章の締めくくりとしたい。第４章で取り上げる多剤大量投薬問題についての指摘も含まれている。

統合失調症の診断の基礎を築いたエミール・クレペリンら昔の研究者は、知的障害の患者さんが幻覚妄想状態になると、統合失調症が合併したと考えて、これを接枝《せっし》統合失調症（接枝分裂病）などと呼んでいました。それが最近は、知的障害や発達障害の人は環境への適応能力が低いので、しばしば困難な事態では解離性障害を起こすのだ、という考え方に変わってきたようです。

ところが、こうした考えは日本では広まっていない。今の日本の精神科医のお粗末な診断の背景には、幻聴があったら統合失調症だ、というあまりにも単純な思考があるのです。発達障害の人は精神的に余裕がなく取り乱しやすいので、それが幻聴のような形になって現れるのだろうという、ごく常識的な考え方をすればいいのに、それができない。

幻聴はいろいろな原因で起こります。統合失調症では、自分の思考がゆえなく他人に知られている感覚（自我障害）とか、周りの人たちが自分に対して危害を加えるといった関係被害妄想的なニュアンスを含む幻聴が起きます。こうした統合失調症に特異的な幻聴がないにもかかわらず、統合失調症と診断するのは無理があります。精神科医ならば当然できなければいけない初歩的な判断が、できない人が多い。つまりは、基本的な診断能力がほとんどないのです。

薬の問題も同様です。精神科医には薬の効果を過大にみている人が多い。そもそも抗精神病薬は抗幻覚作用や鎮静作用くらいしか期待できないし、ＳＳＲＩなど新しいタイプの抗うつ薬は、こだわりをなくす作用で気持ちが楽になるのを助けるもので、その効果は限定的です。実のところ、精神科の薬は病気の症状の一部にしか効いていないのです。そこを理解せず、病気全体を治している気になったり、対症療法として種々雑多な薬をごちゃまぜにしたり、というのが精神科医の現実だろうと思います。

最近も、不適切な治療を受けた双極性障害の患者さんと出会いました。有名な大病院の精神科医が、この患者さんの強迫症状を抑えようと、なんと躁状態であるにもかかわらず、ＳＳＲＩの大量投与を行っていたのです。ＳＳＲＩには確かに抗強迫作用がありますが、気分を上げるので、躁状態にある双極性障害の患者さんに使うと当然のことながら躁状態が増悪《ぞうあく》します。で、これを抑えるために、鎮静効果を期待してロドピンをはじめとする強力な抗精神病薬を浴びせかけるように使っていた。処方のしかたがむちゃくちゃなのです。

そもそも双極性障害の患者さんに強迫的な言動が現れた場合、それは強迫性障害の合併とは限りません。同じ行動を延々と意味もなく繰り返す常同行為の場合もあるし、躁状態でよくみられる行為《こうい》心迫《しんぱく》（次から次へと新しいことに手を出す状態）の可能性もある。そういった症状の鑑別が必要なのですが、そういうこともしていない。

このケースでは、主治医が強迫性障害と考えた症状は実際には行為心迫でした。となれば、単純に躁病として治療すればいいわけです。抗うつ薬を躁病に投与して悪化させつつ、抗精神病薬で鎮静するという馬鹿げた処方はしなくて済んだはずなのです。双極性障害に強迫性障害が合併することはありますが、基本的な勉強ができていれば、双極性障害の治療を優先する方法とか、両者が合併した場合に非定型抗精神病薬の使用にのみ弱いエビデンスがあるとか、そういうことが分かるはずなのです。

いずれにせよ、精神科医が現実の患者を治療する戦略を全く勉強しておらず、場当たり的な対応に終始しているからこそ、多剤大量投与になると思います。青少年に関する薬物療法は、そもそも思春期の人たちの症状は移ろいやすく一過性だ（ほとんどが病気ではない）という基本を認識していれば、そう簡単に踏み切れるものではないはずです。基本を勉強せず、適当に診療しても怖くない精神科医がなぜこれほど多いのか。精神科の治療ではすぐには死なないので、間違った治療に対する罪の意識が薄いのでしょう。薬物療法を深刻にとらえすぎて、治療できない精神科医というのも困りますが、良識があれば、治療効果が出ない時は軌道修正するはずです。ところが今は、軌道修正する精神科医のほうが珍しい。

# 第２章　拉致・監禁

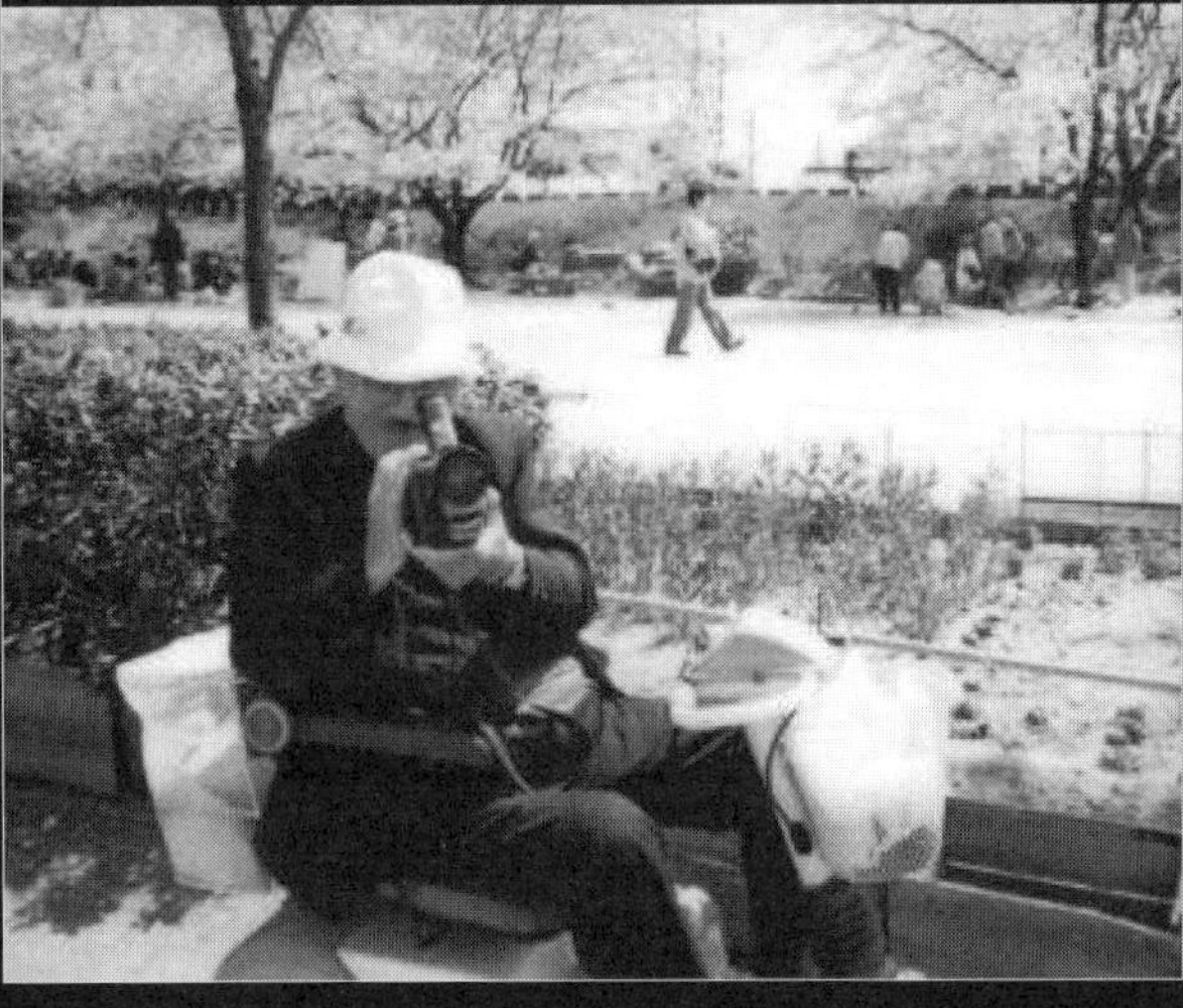

18年の監禁生活に耐え、「隔離病棟」からの脱出に成功した加藤真一さん

## 悪用される「強制入院制度」

日本は世界に類を見ない精神科病床数を保ち続けている。この豊富な病床を、入院治療が欠かせない患者のために活かすのならよいが、人間関係のあつれきを解決する手段、あるいは財産を奪う目的などで利用する例が後を絶たない。強制入院制度が様々な思惑で悪用されているのだ。

2009年には、精神疾患のない20代の男性が家族の依頼で精神科病院に入れられた。複数の男性看護師に体を押さえつけられ、抵抗すると「統合失調症」などと診断されて身体拘束を受けた。電気ショックを繰り返しかけられ、約3週間の入院を強いられた。

認知症の高齢者を長期入院させて、財産を奪おうとする例もある。一族から「うちの年寄りを入院させてくれ」と繰り返し懇願され、必要性はないのに「断り切れず入院させてしまった」と明かす精神科医もいる。

2013年7月には次のような報道があった。

---

離婚を求めて訴訟中だった元夫（66）に精神疾患がないのに無理やり精神科に入院させられたとして、大阪府内の女性（64）らが元夫らを相手取り、慰謝料など1900万円の損害賠償を求めた訴訟の判決が5日、大阪地裁であった。森木田邦裕裁判長

は、元夫が、家族の同意による強制入院が可能な医療保護入院の制度を悪用したと認定、「離婚訴訟を有利に進めるための不当な行為だ」として計約２２０万円の支払いを命じた。

精神保健福祉法では、配偶者ら家族が同意し、精神保健指定医の資格を持つ医師の診断があれば、本人が拒否しても強制的に精神科に入院させることができる。

判決によると、元夫は２０１１年１月、民間の救急搬送業者に依頼し、別居中の女性を府内の医療機関の精神科に搬送。離婚訴訟中であることを伏せたうえで、「妻には妄想や幻想がある」と告げて医師にうその病歴書面を提出、女性を精神疾患と誤診させ閉鎖病棟に隔離させた。女性は約６時間後、代理人弁護士の抗議で退院した。

森木田裁判長は判決で、「元夫は財産分与を命じられるのを免れようと、女性を入院させて離婚訴訟が却下されるのを狙った」と指摘。救急搬送業者に対しては、訴訟中と知りながら元夫に協力し、搬送に抵抗した女性と長女（37）の２人に軽傷を負わせたとして、一部の賠償責任を認めた。

一方、女性が強制入院を決めた医師２人と医療機関を相手に損害賠償を求めた別の訴訟で、大阪地裁は先月、医師らに過失はなかったとして訴えを退ける判決を言い渡し、女性側が控訴している。（２０１３年７月６日、読売新聞大阪本社朝刊社会面）

## 強制入院　暗黒の歴史

家族に悪意があったとしても、強制入院の必要性を判断する精神科医（精神保健指定医）が適切な診察と状況判断を行えば、事件は未然に防げる。だが、精神科医の眼力は社会が期待するほど優れてはおらず、本人の診察前に家族の作り話で先入観の塊になり、簡単にだまされる例が目立つ。

もし誤って入院させてしまっても、気付いたらすぐに退院させるくらいの誠意は示して欲しいものだが、自分が下した強制入院の判断を正当化するため、いい加減な病名をつけて入院を継続させる精神科医もいる。

具体的な事例に移る前に、強制入院悪用の歴史を簡単に振り返っておこう。

大正時代半ばの１９１９年、公立精神科病院の設置推進を盛り込んだ「精神病院法」が公布された。患者に適正な精神医療を提供するための法律だったが、財政難などで公立病院建設は進まず、代替手段として利用され続けたのが私宅監置、いわゆる座敷牢だった。明治時代に制定された「精神病者監護法」に基づく患者隔離法で、警察（行政庁）の許可のもと、私宅の専用部屋に患者を閉じ込めた。この当時の状況は『精神病者私宅監置の実況』（医学書院）が生々しく伝えている。

第二次世界大戦の敗戦を経た1950年、精神衛生法の制定で座敷牢は禁止され、代わりに国策として乱造されたのが民間精神科病院だった。金のにおいに敏感な人々が、国の全額出資で設立された医療金融公庫（1960年設立、1985年解散）の低利融資を受けて精神医療に参入し、精神科病院が次々と建設された。「医療とは何の関係もない不動産業者が始めた」「ヤクザの親分が子どもに財産を残すために作った」などと今でも囁《ささや》かれる病院もある。

精神科の医療スタッフは、他の診療科よりもはるかに少なくていい（一般病床は入院患者16人につき医師1人が必要だが、精神病床は入院患者48人につき医師1人）という国の精神科特例のおかげで、人件費に悩むこともない。あとは、入れておくことが目的の収容ビジネスを展開するだけだった。

キャリア40年の精神科医は、駆け出しの頃に勤務した兵庫県の民間精神科病院で、いきなり収容ビジネスの洗礼を受けた。

「同じ病棟に、ミナモトヨシツネさんやタイラキヨモリさんなど、凄い名前の人がたくさんいたんです。源平合戦の古戦場に近いとはいえ、それはもう驚きましたよ」

彼らは偉大な武将たちの霊ではなく、本物の人間だった。ホームレスの人たちを連れてきて、いい加減なあだ名をつけて病棟に放り込んだのだ。

「偉人」たちはアルコール依存症や薬物依存症の人が目立ったが、その多くが「精神分裂病」（現在の統合失調症）ということにされ、「自傷、他害の恐れがある」として強制入院（措置入院）になった。お金も身寄りもなく、健康保険にも加入していないホームレスでも、当時は措置入院にすると医療費が公費負担になったので未収金のリスクはない。ホームレスを連れてきて措置入院でベッドを埋め、監禁を長期化させれば確実にもうかる時代だった。「入院患者に生活保護を受けさせて、支給される保護費を一括管理し、勝手に運用して資産を増やす病院もあった」と先の精神科医は証言する。「偉人」たちの多くは、精神科病院の打ち出の小槌《こづち》として利用され、病棟で死んでいった。

### 急性発熱で始まった監禁生活

だが、並はずれた精神力で18年に及ぶ監禁生活に耐え、猫の力を借りて脱出に成功した人もいる。知られざる映画のような脱出劇を紹介してみよう。

主人公の名は小山善治郎さん。北海道に生まれ、フリーライターとして全国を回り、「加藤真一」の名で旅行記などをミニコミ誌に書いていた。1964年、41歳になる年に四国を回ったが、松山市で高熱を出して倒れ、市内の総合病院に運ばれた。結核菌が脊椎《せきつい》に感染して起こる脊椎カリエスで、背中を切る手術などを受けた。

手術後も発熱が続き、病気の影響と体力の消耗で立ち上がれなくなった。ベッドの上で興奮して暴れたり、訳の分からないことを口走ったりする「せん妄」の状態に陥った。するとこの病院は、熱の下がらない加藤さんを精神科病院に転院させた。

精神疾患のない人でも、手術直後のストレスや高熱の影響でせん妄を起こすことは珍しくない。これを精神疾患の発症とみて身体の治療を中断し、精神科病院に送ることなど考えられない。当時の医療水準でも、医療関係者であればせん妄の知識は持ち合わせていたはずだが、加藤さんはこの時、「不眠による軽いノイローゼ」と病名を付けられた。両親はすでに他界し、強制収容に異議を唱えてくれる身内はいなかった。

1999年に急性肺炎で亡くなった加藤さんは、脱出後も収容生活のことは詳しく語らなかったが、松山市の「『精神病』者グループごかい」が1984年に出版したメンバーらの体験記『わしらの街じゃあ!』(社会評論社)に短い手記を残した。収容に至る経緯を次のように書いている。

「不当収容の経過は、私がある日突然、当松山で病床に臥し、某総合病院で、原因不明のまま開腹手術やら、背患部の手術後、歩行困難となるや、私が松山に身寄りも頼りもない風来坊なるをよいことに、当時の福祉の係が――当時の県精神衛生相談医を介して、精神病院(以下、A病院と表現)に精神鑑定名目で送られ、そのまま、ずるずると勝手な精神病名を冠付され、二十年近くも不当収容されることとなったのだ。某総合病院で、何の前ぶれもなく麻酔を打たれ、午後五時過ぎにA病院に送り込まれたのだ」

A病院は、病床数が800を超える大きな精神科病院だった。通常、病床数はベッド数と言い換えることが可能だが、当時のA病院はこの原則があてはまらない。ベッドなどない大部屋で、雑魚寝《ざこね》する患者も多かったからだ。

加藤さんは精神科医の診察を受けることなく、「十三病棟」と呼ばれる建物の一番奥にあった個室のベッドに横たえられた。部屋は6畳ほどで、窓には鉄格子がはまっていたが入り口は開放されていた。十三病棟は、A病院では開放病棟の位置づけだった。しかし、患者同士の接触は厳しく制限されていた。この病棟でベッドがあるのは加藤さんの個室だけで、10畳ほどの2つの大部屋では、各8人から10人ほどが雑魚寝をさせられていた。収容5日目の夜、初めて医師がやってきた。

「看護士〔師〕（以下同）に突然たたき起こされ目を覚ました。『おお眠っているではないか。別に薬を飲んでいるわけではなかろう』と、中肉中背の色白な白衣の男が私をのぞき込むように、誰に言うとなく呟いた。『それだけ眠れば大丈夫。自分で眠れないと思うだけだろう』と、一方的に話して、キョトンとしている私を尻目に、長髪に香水の臭いを残して、急ぎ立ち去った。若い看護士も、それを追うように病室を出ていった。それがA病院での初めての回診で、当時の医局長であり、私の担当のC医師だった」

**後を絶たない不可解な死**

部屋には時々、ほかの患者が看護師に見つからぬように入ってきた。看護師から「爺さん」と呼ばれ、80代に見えるくすんだ顔の男性もその一人で、背を丸め、よだれを垂らしながら「看護人は泥棒だ。時計を持って行って返してくれない」と訴えた。すぐに看護師が入ってきて、「この爺さんは被害妄想なので、言うことは信用しては駄目だ」と注意した。爺さんは、看護師に引きずられるようにして連れ去られ、まもなく、ドアが激しく閉まる音、爺さんのうめくような叫び声、力なくドアを叩く音、「注射だ、注射だ」と叫ぶ看護師の声が続いた。5分もしないうちに、爺さんは何の音も立てなくなった。

別の患者によると、爺さんは老けて見えるが実は50代で、入院前は腕のいい建具職人だったという。しかし飲むとだらしなくなり、所持品を人にあげてしまうので、心配した母親が入院させた。「ヨダレをたらしてヨタヨタしているのは、薬を飲まされているからで、入院した時はしっかりしていたらしい」とこの患者は言った。

半月ほど経った頃、爺さんが怯えきった顔でやってきた。「看護人に殺される。お兄さん助けてくれ。本当に殺される」。2日後、「今日、母の面会があった」と顔をしわくちゃにして喜ぶ爺さんの姿に安心した。ところがその晩、爺さんは死んだ。
患者の不可解な死は、この病院ではありきたりの光景だった。加藤さんが手記に残したのは見聞きした悲劇のごく一部だが、陰湿さと異常さに満ちている。

「隔離病棟ですら、保護病室の酒乱の患者に酒を飲ませ、隔離病棟の看護人に不都合な患者に鍵を渡して乱入させ、大怪我をさせ、しかも、それらの責任は患者側の精神状態悪化その他の理由で処分されたり、身体的病気で身動きもならぬ老人を、寒中に看護人がきて掛布団を外し、『横着して動かないのだから、寒くなれば自分で布団を掛けるだろう』と放置して凍死させたり、『看護人が悪さをする』との理由で、入浴を拒否した老婆を、看護人がエリ首をつかんで廊下を引きずりまわしたり、怪我をして身体の不自由な患者を、看護人数名で湯船にたたき込み、傷口を化膿《かのう》させたり、数々あげたらきりがない。

私の知る限り、これらの患者はすでにこの世にはいない。
私の隔離収容中だけでも、昨日まで元気だった患者が、翌日急死したのを含めて、つぎつぎと、あっ気なく死んでいった。その中には、食事の中に薬物を混入されたり、小虫を入れられるなどの悪さをされ、食事をしなくなった患者を、被害妄想とのことで例の注射〔打たれるとあとがひどく腫れ上がる注射。多くの患者に日常的に行われていたという〕をする悪さ——などで、なぶり殺しになったものもいる。しかし、医者の死亡診断も申し合わせたように、〈心臓発作〉などの、医療者側の責任逃れ的なもののようだ」

**電気ショックは日常茶飯事**

爺さんが死んだ数日後、刃は加藤さんに向けられた。看護師3人にいきなり部屋から担ぎ出され、看護詰所に運ばれた。そこにはM医師がいて「だいぶ騒いで暴れるそうだな。あまり騒ぐと病室に鍵をかけねばならぬ」と苦々しげに言った。収容後、暴れたことなどないので加藤さんは黙っていると、いきなり看護師に体を押さえつけられ、バリカンで頭を丸坊主にされた。あとで知ったことだが、これは脳の一部を切除するロボトミー手術の準備だった。幸いにも、加藤さんに手術が行われることはなかったが、この病院ではロボトミー手術で廃人にされた患者が何人もいた。

電気ショックも頻繁に行われていた。加藤さんは逃れることができたが、A病院に勤務したことがある精神科医は、当時の様子をこう証言する。

「毎週月・水・金が電気ショックの日で、1日60～70人にナマがけしていました。ナマというのは、麻酔なしで脳に電気を流すということです。当時はどこでもそうでした。暴れる患者は薬でおとなしくさせますが、多量の薬を使うので、その影響でかえって錯乱する人が多かった。そういう人たちを次々と引っ張ってきて、電気をかけて人工的にてんかん発作を引き起こし、おとなしくさせるわけです。

こんな激しいことをしても効果は一時的で、すぐに元に戻りますが、これを繰り返して管理しやすい状態を維持するのです。でもあまり繰り返すと、本当に脳がやられてしまいます。通電時間はふつう数秒で、全身に大けいれんが起こると完了。薬を多量に使っている人はかかりが悪く、なかなか大けいれんが起きないので長く通電しました。私が電気をかけて死んだ人はいませんが、食後すぐに電気をかけられた患者が食物をもどして窒息死したり、高熱があるのに電気をかけられた患者が死んだりしていました。

当時は電気ショックがあたりまえに行われていたとはいえ、あんなことを平然と、流れ作業のように行っていたことを悔いています。その後、懲罰的な使用が社会問題となって電気ショックは激減しますが、近年、再び増えてきました。麻酔をかけるようになったとはいえ、脳内で起こっていることは同じです。自殺念慮が強すぎてどうにもならなかったり、重症のうつ病で動かなくなったりした場合など、電気をかけざるを得ないケースはあると思いますが、それはごく一部で、実は精神科医の誤診に基づく過剰な薬物投与など、不適切な治療のために患者がそこまで追い込まれたケースが多々あります。こうした患者に電気ショックをかけても、過ちをさらに積み重ねるばかりで、症状はよりひどくなります。最近は高い診療報酬がつきますから、金もうけで電気ショックを乱発している病院もあり、嘆かわしい限りです」

A病院では、看護師が絶対的な力を持っていた。加藤さんはこう書いている。

---

「病院側として、と言うよりは、看護者側として、看護者側の手数を省き、患者を不当収容管理するにおいて、患者同志がなれ親しくなり助け合うのを最も恐れる。その防止策として、あらゆる手段が考えられ強制されている。

大部屋の患者が個室に近づくのを禁じられているのもその一つだ。もし、その禁を破れば、即、保護病棟行きだ。それに医者の許可の必要などない。医者には、看護者側に好都合な勝手な理由、または病状報告を、保護病室に監禁後、報告するだけで済むことだからだ。とにかく、看護長、または看護課長の承認を得るならば問題はないのがA病院の仕組みなのだ。もし、それに対して医者が異議でも唱えようなら、たちまち医者は看護者側からシッペ返しを喰い、下手をすると、医者の方の首が危なくなるからだ」

実際、加藤さんの担当医は何度も代わった。ロボトミー手術を受けさせようとしたM医師は、その後、「一般病院で治療を受けたい」と訴える加藤さんに理解を示すようになった。ベッドに寝かされたまま放置状態の収容生活が続き、脊椎カリエスの手術跡が化膿して背中が膿《うみ》だらけだったのだ。M医師は、他の病院の整形外科医に加藤さんを診察してもらい、「専門的治療が必要」との診断書が出た。これを見たM医師は「一般病院に転院させる」と断言したが、翌日、困惑した表情で現れ、「専門的治療が必要なので退院はさせられない」と、矛盾きわまる言葉を残して去った。それ以来、M医師は姿を見せなくなった。

## 隔離病棟で10年以上の監禁生活

まもなく、加藤さんは隔離病棟に送られた。「入れられたが最後、生きて出られない」と患者たちが囁きあう病棟だ。そこには看護師は常駐せず、看護師の命令に絶対服従した古参の患者が、他の患者の世話や食事の配膳などを行っていた。こうした「牢名主」には、数ヵ月に一度の外出許可や、タバコを買える小遣い、給食の残り物を食べてもいい権利などの特典が与えられていた。加藤さんはそんな隔離病棟の独房のような部屋で、十数年の監禁生活を強いられた。

加藤さんが監禁された部屋を実際に見たことがある精神科医は、こう証言する。「3畳ほどの板の間で、四方を壁に囲まれ、照明がなく昼でも暗かった。光が差し込む所といえば、食事を出し入れするために入り口の下にあった細いすきまと、奥の壁の高い位置にあった小さな鉄格子付きの窓だけでした。健康な人でも、3日もいれば精神に異常をきたすような劣悪な環境です」

体の病を放置され、障害が残った足腰は、長期収容による筋力低下でさらに弱った。外で体を動かす時間も与えられず、一日中、板の間に敷いた薄い布団の上で過ごした。個室の隅には汲み取り便所があり、夏はそこからウジ虫がはい上がり、冬は寒風が吹き上がってきた。日中は、薄明かりの中でゆらめくクモの巣や、走り回るネズミ、はい回るゴキブリ、ハエを狙うハエトリグモなどを眺めて過ごした。こうした生物の生態観察が「時には楽しくもあった」。それは、何もない、何もできない閉鎖空間で正気を保つため、加藤さんが無意識のうちに続けた心の防衛策だったのかもしれない。

総合病院から転院させられた当初は、加藤さんは向精神薬投与を受けていなかったが、隔離病棟に移されてから、様々な薬を飲まされるようになった。看護課が医師に勝手な病状報告をして、出てきた薬を強制的に服用させられた。薬の影響で様々な症状が現れると、その症状から「精神病質者」「誇大妄想」「パラノイア」「進行性麻痺」など様々な病名がつけられた。

そのまま薬を飲まされ続けたら、いくら意志が強くても廃人にされていただろう。加藤さんは身を守るため、特殊な技術を体得した。薬の錠剤を口に含んでも完全には飲み込まず、看護師や牢名主がいなくなってから吐き出して、便所に捨てる騙《だま》しのテクニックだった。加藤さんの救出にかかわり、薬の反芻《はんすう》技を実際に見せてもらったことがある支援者の一人は振り返る。「完全に飲み込んだとしか見えず、口の中を見ても薬は見えませんでした。のど仏の奥あたりに引っかけるらしいのですが、ふつうの人ができる技ではなかった」

**猫を使った必死の脱出劇**

１９８１年秋、ついに脱出のチャンスが巡ってきた。１匹の猫が、加藤さんの隔離部屋の鉄格子窓にたびたび入り込み、ひなたぼっこをするようになったのだ。「この猫にメッセージを託せば救出してもらえるかもしれない」

だが、焦って猫を怖がらせては水の泡だ。衰えきった脚でも、壁を支えにすればどうにか立つことができる。背丈よりも高い位置にある窓に、なんとか手が届く。そこでまず、給食のご飯の一部を窓の上に置き、猫に与えることにした。続けること数週間、警戒心を解いた猫は黒光りする鉄格子のすきまを抜けて、加藤さんが伸ばした両手の上にのるようになった。作戦実行の時は来た。

新聞広告などの紙と、ペンはすでに用意していた。加藤さんに同情的だった一部の看護師や牢名主に「書き物をしたい」と願い出て密かに提供してもらっていた。広告の裏の白い部分に、病院名と病棟、名前、そしてメッセージを書き込んだ。「私は長く不当収容されている。深刻な人権問題である。私を救出して欲しい」。この紙を細くよってヒモ状にして、猫の首にくくりつけた。猫は何色だったのか。名前はつけたのか。加藤さんから聞いた人はおらず、今となっては分からないが、猫は不屈の男の執念と希望をその身に巻いて、壁の外の自由な世界へと帰って行った。

翌日、猫が地獄一丁目のプラットホームに戻ってきた。首の新聞広告は消えていた。だが、それから数日経っても変化は起こらなかった。「誰かが気付くまで続けるしかない」。加藤さんは作業を再開した。

地獄と天国を結ぶ猫バスの運行は続いた。新聞広告の紙が足らなくなると、新聞紙やトイレットペーパーを代用した。紙製首輪のメッセージを目立たせるため、新聞などで折ったリボンをくくりつけた。半年間、30回ほど繰り返したある日、猫好きの女性がリボンに気付いた。猫をあやしつつ、意味ありげな首輪を取り、開いて内側を見た。鬼気迫る書体と内容に「ただごとではない」と感じた。

女性は、以前に何かのニュースで知った大阪の人権団体に連絡した。そこから、松山市の「ごかい」に話が伝えられた。当時、「ごかい」の活動に協力していた愛媛大学教員の望月佳重子《もちづきかえこ》さんと、精神科医の笠陽一郎さんが救出に動いた。

## 医局長ですら近づけない隔離病棟

2人はまず、A病院に加藤さんへの面会と経緯の説明を求めたが、院長が拒否した。そこで笠さんは、以前からの知り合いで、この時、A病院の医局長を務めていた精神科医のU医師に対応を求めた。U医師は精神医療が抱える問題を自覚し、東京の大学病院などで改革を進めようとした人で、少し前にA病院に赴任し、勤務医を仕切っていた。だが、そのような立場にあっても加藤さんを診察したことはなかった。患者数に対して医師数が極端に少なかったことに加え、A病院隔離病棟は医局長すらも阻む別次元の施設だったのだ。

「私が責任を持って対応する」。笠さんに語った通り、U医師はすぐに行動を起こし、自ら加藤さんの診察を行った。結果は「精神疾患ではない」。1982年3月13日、加藤さんは解放された。

「『脱出』に要した労力を、もし社会でしていたならば、ちょっとした会社を設立し得るほどの苦労であったように思う」。加藤さんは手記にさらりと書いたが、18年間の人生の損失と、不当収容のために国民がA病院に払い続けた公費は、あまりにも大きい。

加藤さんは以後、76歳で亡くなるまで松山市で暮らした。車いす生活を「ごかい」のメンバーらがサポートした。本来は生活費にも窮するはずだが、なぜか困った様子はなかった。笠さんは語る。「最新のコピー機などを買って詩集を出すなど、お金に困る様子はありませんでした。詳しいことは何も語らなかったため、私の想像なのですが、おそらく病院からかなり多くの補償金を得ていたのではないでしょうか。それと引き換えに病院は口止めを求めたのだと思う。そう考えると、加藤さんが不当収容の体験をごく一部の支援者にしか語らなかったことも説明がつく」

加藤さんが補償金を得るのは当然だが、不当収容の事実をなかったことにしてはならない。A病院という名の病院はもう存在しないが、不当収容と人権侵害の闇は時代に合わせて巧みに形を変え、精神医療の世界に居座り続けている。

## いっこうに減らない精神科病院

2011年時点で、日本の精神科病床数は34万4000床にのぼる。世界を見渡しても突出して多い状態が続き、ここに30万7000人が入院している（この年の調査は東日本大震災の影響で宮城県の一部と福島県の人数が含まれない）。国は長らく精神科病床の削減と入院患者の退院促進を精神医療改革の柱としてきた。しかし変化は乏しく、1999年の35万80

00床、入院患者33万3000人と比べても減少はわずかで、数字は高止まりしている。

この十数年の状況を詳しく見ると、大幅に減らすべき精神科病院の病床は、急増するアルツハイマー病など認知症患者の入院増で維持されてきた。一方、体の病気にも対応できる総合病院の精神科病床が、運営母体の財政難などでリストラされ、減少するというゆがんだ流れが生じている。

入院患者48人につき医師1人でよいとする精神科病院の医師配置基準（大学病院と100床以上の総合病院は2001年から一般病床並みの16人につき1人）は、2012年に見直しの検討が行われ、入院後3ヵ月未満の患者に対しては、患者16人につき医師1人とする方向で議論が続いている。だが、この基準が導入されたとしても、3ヵ月以上の入院患者は対象外となる見通しだ。

精神科の入院制度は3つに大別される。患者本人の同意に基づく「任意入院」、患者が同意しなくても家族の同意で入院させられる「医療保護入院」、加藤さんの強制収容に用いられた「措置入院」だ。

患者に治療の意志がある任意入院が、最も好ましい入院形態であることはいうまでもない。だが、統合失調症などを初めて発症した患者は、自分が病気であることを自覚できず（病識がない）、治療や入院を拒む例が少なくない。そこで、本来は憲法違反にあたる強制収容を合法的に行う仕組みが作られ、維持されてきた。

最も強制力があるのは措置入院で、精神疾患が悪化して自分や他人を傷つける恐れがあるのに、入院を拒む患者を都道府県知事の権限で入院させる。治安維持的な側面を持ち、判断を誤ると人権を著しく侵害するため、通常は精神保健指定医（一定以上の臨床経験があり、レポート提出で認定を受けた精神科医）が２人以上で診察を行い、入院が必要と認めて初めて実行される。措置入院の患者は、１９９０年度（年度末時点）には1万人を超えていたが、人権意識の高まりなどもあり、２０１１年度（年度末時点）は１５１２人まで減少した。

## 急増する「医療保護入院」

一方、精神保健指定医１人の判断と、家族ら保護者の同意で行われてきた医療保護入院の届け出数は、１９９０年度は8万人だったが、２０１１年度には20万人を超え、増加を続けている。

ここでいう保護者とは、配偶者、親権者、扶養義務者、後見人または保佐人を指す。国の研究班が２００７年度に行った調査では、実際に保護者を務めた人の内訳は、兄弟姉妹31％、両親26％、配偶者17％、子15％などとなっている。保護者を務められる人がいない場合は、市町村長が保護者になる。入院中に病状が改善し、本人の同意が得られるようになれば、任意入院に切り替える。

医療保護入院の問題点は、国の検討会でも数多く指摘されてきた。例えば保護者の負担が重すぎること。病識のない患者は、強制入院させた保護者を恨み、退院後に関係が悪化するケースが目立った。また中には、家族を安易に入院させてしまったことを悔やむ保護者もいた。

統合失調症の母親を医療保護入院させたことがある東京の男性は「母は病状が悪化したわけではなかったのですが、私の都合で病院に入れてしまった。精神科医は私の話だけですぐに入院を決めました。母は、入院中に大量の薬を飲まされて症状が悪化し、今は入院させたことを後悔しています。精神疾患は、病状が悪化すると家族だけでは支えきれず、地域の支えもないので入院治療が必要になりますが、家族側の一方的な都合で入院を希望することもあるため、精神科医は入院の必要性をもっと冷静に判断しなければいけないと思います」と話す。

精神保健福祉法は、次のような人は保護者になれないと定めている。「当該精神障害者に対して訴訟をしている者、又はした者並びにその配偶者及び直系血族」。この章の最初に取り上げたニュースの元夫はこれに該当したが、訴訟の事実を隠して医療保護入院の手続きを進めたことが問題視された。大阪府立精神医療センターで起こったこのケースでも、精神科医は不正の防波堤にはならず、弁護士の抗議がなければ、被害女性は閉鎖病棟に長期間入れられていたかもしれない。

岡山県精神科医療センター理事長の中島豊爾《なかしまとよじ》さんは指摘する。

「統合失調症や認知症の患者を入院させたいと来院する家族の中には、神経質過ぎる人や、患者よりもある意味で病的という人がいる。家族にカウンセリングなどを受けてもらい、状況が好転した例もある。患者だけでなく、家族の言動にも注意を払うことが重要で、精神科医の力量が問われる」

**改正精神保健福祉法で強制入院がさらに容易に**

こうした様々な問題を受けて、厚生労働省は医療保護入院制度の見直しを行い、2013年6月成立の改正精神保健福祉法（2014年4月施行）で保護者制度を廃止した。医療保護入院時の「保護者の同意」を不要とし、特定の人に強制入院の同意権や負担が集中する問題を解消したのだ。ところが、代わりに必要条件として盛り込まれたのが「家族の同意」だった。両親や兄弟姉妹、配偶者など3親等以内の親族であればだれでも、強制入院に同意できるようになった。

医療保護入院制度から「保護者の同意」を外しただけだと、精神保健指定医1人の判断で強制入院が行えるようになり、危険きわまりない。しかし、家族の負担軽減を目的に保護者制度廃止を決めたにもかかわらず、改めて「家族の同意」を求めた改正法は「2歩進んで3歩下がる」ようなもので、精神科医からも批判が相次いだ。日本精神神経学会が理事長名で公表した見解の一部を引用してみよう。

**保護者制度を廃止したにもかかわらず家族の同意を残すこととした今回の法改正は、強制入院における国家や公権力の責任を明確にすることを回避したというきわめて重大な問題を孕《はら》みます。さらに、現実的な運用としても家族間の葛藤が現場の精神科医療の中に持ち込まれ、医療現場が大きく混乱するのではないかという危惧など、多くの課題を残したものとなりました。**

「家族の同意」を残した理由について、厚生労働省は「入院が本当に必要なのか、家族内で幅広く議論を深めてもらうため」などと説明するが、改正の経緯に詳しい精神保健福祉士は「家族のだれかを同意者にしないと、入院費を取りはぐれる恐れがあるためではないでしょうか」と指摘する。

改正法は、患者の退院促進に向けた体制整備などを病院に求めるが、改正論議の過程で検討委員や日弁連（日本弁護士連合会）などが求めた「入院患者の思いを伝える代弁者制度」や「精神保健指定医2人が判断する体制」など、人権を守る提案は「人材不足」などの理由で生かされなかった。

国は責任を負いたくないし、精神科医はやっかいな問題に巻き込まれたくない。両者の無責任体質の狭間で被害者の声は届かず、強制入院はますます乱用しやすくなった。

**精神科を受診したこともないのに突然、強制入院**

2008年2月15日朝、栃木県の民家に2人組の男が押し入った。彼らは、1階の自室で寝ていた40代の女性アヤコさん（仮名）を布団ごと簀巻《すま》きにして縛り、白いワゴン車の後部にうつぶせの状態で積み込んだ。

「息ができない。ひもを緩めてください！」。アヤコさんの必死の訴えは無視された。「どこに連れて行くんですか！」。助手席の男が答えた。「気分転換ができる所ですよ。私たちはあなたが気分転換できるように、お手伝いしているんですよ」

口調は丁寧だが、有無を言わさぬ威圧感があった。「テレビに出てくるヤクザのようだ」とアヤコさんは思った。「トイレに行かせてください」と繰り返し訴えたが、「今までにそう言って逃げた人がいるんですよ」と拒まれた。

ワゴン車に運び込まれる直前、車体の横に書かれた会社名を記憶した。後に調べて分かったことだが、介護タクシーなどを所有する民間の移送業者だった。ワゴン車は1時間近く走った後、栃木県内の民間精神科病院の前で停車した。

入り口では、看護師と見られる5〜6人の職員がすでに待機していた。アヤコさんは簀巻きのままストレッチャーに乗せられ、診察室ではなく、「刑務所の独房のような部屋」にいきなり入れられた。小さな窓と布団、トイレがあるだけの保護室だった。簀巻き状態はそこで解かれたが、職員らはすぐに部屋を去り、ドアには鍵がかけられた。

「一体、何が起こったの」。呆然《ぼうぜん》としていると、40代くらいの男性医師が現れた。彼は自分の名と精神保健指定医であることを伝え、「人権上問題があれば、ナースステーションの前に張ってある電話番号に連絡できます」と事務的に語った。

「ここはどこですか！」と聞くアヤコさんに、医師は病院名とおおよその地名だけを伝えた。「なぜ精神病院に入院しなければならないの」「鍵のかかった部屋に閉じ込められているのに、ナースステーションの前の電話番号をどうやって見るの」。質問したいことや疑問は山ほどあったが、医師は足早に部屋を去り、聞くことはできなかった。

続いて数人の看護師が現れて「薬を飲んで」と迫った。拒否すると体を押さえつけられ、無理やり飲まされた。「診察も診断もなしに、何の薬か分からないものを飲まされるのは納得できません」。アヤコさんが抗議をすると、女性看護師が「さっきのが診察です」と答えた。

あまりにもめちゃくちゃな対応に我慢できず、「医師を呼んでください」と強く言うと、女性看護師は「あなたの態度は私たちが評価するのよ。反抗的な態度をとるとあなたが不利になるのよ」と、脅しともとれる発言をした。そこで「私は乱暴な態度をとったり、暴力を振るったりしたわけではなく、冷静にお願いしているだけです」と伝えると、女性看護師は医師を呼びに行った。

アヤコさんの入院は以後、10ヵ月に及ぶことになるが、これ以前には精神疾患を患ったことも、精神科を受診したこともなかった。2007年度の国民健康保険の受診履歴（医療費のお知らせ）を見ても、連れ去られるまで医療機関の受診歴は全くなかったことが分かる。

若い頃からアヤコさんをよく知る元女性警察官の友人は証言する。「彼女はとても頭がよく、読書好きで語学が堪能です。一緒に海外を長く旅したこともありますが、精神疾患はその兆候すら感じたことはありませんでした。こんな目にあったなんて信じられないし、強い怒りを感じます」

精神科を受診したことのない女性が、事前の医師の診察もないまま見知らぬ男たちに簀巻きにされ、強制的に精神科病院に送られた。人身の自由が憲法で保障された国で、こんなことがあっていいはずはない。

アヤコさんの強制入院は、家族（保護者）の同意による医療保護入院として実行された。精神保健福祉法は、その際の移送についてこう定めている。

**（医療保護入院等のための移送）**

**第34条　都道府県知事は、その指定する指定医による診察の結果、精神障害者であり、かつ、直ちに入院させなければその者の医療及び保護を図る上で著しく支障がある者であって当該精神障害のために第22条の3の規定による入院が行われる状態にないと判定されたものにつき、保護者の同意があるときは、本人の同意がなくてもその者を第33条第1項の規定による入院をさせるため第33条の4第1項に規定する精神科病院に移送することができる。**

「指定医による診察の結果」とはっきり書いてある。これは、移送された後に病院で受ける精神保健指定医の診察とは異なる。厚生労働省精神・障害保健課の担当者は、事前の診察のない医療保護入院の強制移送についてこう断言した。

「それは拉致《らち》ですね」

## 両親の言葉を鵜呑みにした病院

だが、アヤコさんが退院後に「拉致」の被害を繰り返し訴えても、公的機関は全く動かなかった。みな見て見ぬふりなのだ。精神科で生じた問題は、どこに訴えても取り合ってもらえないことが通例化している。アヤコさんはどこにどう訴え、公的機関はどう突き放した（あるいは無視した）のか。これは後ほど詳報する。その前に、入院の経緯と退院までの経過を引き続きたどっておこう。

取材は病院にも申し込んだが「患者さんのプライバシーに関わるため一切お答えできない」との回答だった。「取材は〔アヤコさん〕ご本人の希望でもある」と繰り返し伝えたが、病院の姿勢は変わらず取材できなかった。そこで、アヤコさんが2012年に開示請求で取り寄せたカルテと、アヤコさんの証言をもとに病院の対応を検証していく。

アヤコさんが連れ去られる8ヵ月前の2007年6月、両親が病院に相談した記録がカルテに残っている。それによると、アヤコさんは怪しげな宗教団体に出入りし、仕事は何をやっても続かず、家に引きこもって家族に暴力を振るったり、嫌がらせのメールを送ったりするなど、迷惑行為を続けてきたという。カルテにはさらにこうある。

## 意味不明な読経をあげる等、迷惑行為多発、病識欠如し、無為自閉生活が5〜6年続く

実際はどうか。アヤコさんは大学を卒業後、大手企業で14年間働いたが、「激務に疲れて退職」し、自然が多く残る地域に移り住んだ。そこで、得意の語学を生かしてフリーの立場で通訳や翻訳の仕事を始めるつもりだったが、持病のアトピー性皮膚炎の悪化で計画が狂ってしまった。

実家に戻り、体調を回復させて新たな仕事を始めようとしたが、同居する義妹などとの関係がギクシャクして、ストレスをためた。そのためか、アトピー性皮膚炎がますます悪化し、外出もままならぬようになった。義妹に対する悩みをメールに書いて、義妹の夫である弟に送ると、両親からも非難されるようになった。

それでも、体調がよい時は大手企業で翻訳などの仕事をしたが、技能を生かせる職種はみな短期契約だった。「怪しげな宗教」にはまったこともない。実家でお経をよんだことはあるが、「意味不明」ではなく、般若心経などだった。高野山真言宗の教義に興味を持ち、関連の本を読んだり、独自に勉強したりしていたのだ。

「両親は、私が危ない宗教にのめり込んでいると思い込んでいました。高野山真言宗だと何度説明しても、分かってもらえなかった。派遣社員という仕組みも理解できなかったよ

うで、契約通りに数ヵ月の仕事をしているのに、人間関係がうまくいかず、すぐに会社を辞めさせられていると思い込んでいた。そうした誤解をそっくりそのまま、精神病院に伝えたのです」

「暴力を振るわれた」との両親の訴えも、アヤコさんは否定する。「母親はステロイド剤の副作用で骨粗鬆症《こつそしょうしょう》が進んでいるので、暴力を振るったりしたら寝たきりになってしまう。そんなことをするわけがない」

## 御都合主義の診断

話を病院到着直後に戻そう。看護師に呼ばれ、男性医師（以後は主治医と表記）が再び保護室にやって来た。そこでアヤコさんはこう訴えたという。

「診察もしないで、人に暴力を振るったり暴れたりしたわけでもない一般の人間を精神病院に監禁するなどということが許されるんですか。先生は、私の親の一方的な話を聞いただけで私を病気だと決めつけたのかもしれませんが、私は暴力的な手段で精神病院に監禁されなければいけないような人間ではありません。私が在籍していた学校の先生や、職場の上司や、友人に問い合わせていただければ分かります。まず客観的に私を評価できる人に電話をしてください」

するとと主治医は困惑した顔になり、「僕はあした休みなので、あさってまで診察できません」と言ってそそくさと保護室を出て行った。夕刻、ナースステーションに呼ばれてこの病院の理事長に会った。隣には主治医もいた。理事長はアヤコさんを見るなり「あなたは体格もいいし、統合失調症じゃないよ。統合失調症の人はこういう体をしているんだよ」と言い、肩をすぼめてうつむいて見せたという。主治医は黙って下を向き、アヤコさんと目を合わせなかった。

理事長はさらに、アヤコさんにこう伝えたという。「今日はもう遅いし、今からご両親に電話して『娘さんは病気ではないので迎えに来てください』と言っても納得しないかもしれないから、少しの間、ここにいなさい」。アヤコさんは「ここにいる理由はないのですぐに出してください」と何度も訴えたが、理事長ははぐらかし、看護師に「この人は保護室にいる必要はないから、大部屋にベッドを用意して」と指示を出した。

この日のカルテには、理事長の意見がこう記されている。

**これまでの病歴要約を読む限りでは『統合失調症』としてもよいが、本人と話をすると、それほどくずれてもいない**

ここでいう病歴要約とは、両親の話だけに基づいて作られた仮の「病歴」だ。それだけで「統合失調症」としてよいはずはないだろう。さらに、アヤコさん本人に初めて会って「くずれてもいない」と判断したのに、入院を続けろと言い、統合失調症の幻覚や妄想を抑える抗精神病薬（リスペリドン）などを処方し続けた。数日後、理事長はカルテの隅にこう記した。

## 統合失調型障害としておく

この「統合失調型障害」（統合失調症型障害）とは、統合失調症に類似の行動、思考、感情などが認められるものの、統合失調症には至っていないと判断される状態で、統合失調症に近いという考え方と、パーソナリティー障害（以前の人格障害）の一種とする考え方がある。いずれにしろ統合失調症ではない。

だが、アヤコさんの入院直後に作成されたカルテの病名欄には、統合失調症（Schizophrenia）を意味する『S』の文字が書き込まれ、医療保護入院の必要性や根拠を主治医がこう記している。

**幻想妄想状態にあり、入院の要ありと判断するが、病識なく、同日医療保護入院。その際これまでの経過から不穏、衝動行為、迷惑行為があり得るため、隔離を行う**

主治医は当初、両親の話だけに基づいて、アヤコさんを悪化した統合失調症と見ていたのではないか。そのため入院時も「幻想妄想状態」と書いた。だが、どんな状態だったのか具体的な記載はなく「それほどくずれてもいない」との理事長の判断とも食い違う。「入院の要あり」の根拠となった「幻想妄想状態」が本当にあったのか、疑わしいのだ。そして診断は、密やかに「統合失調型障害としておく」に変更された。

入院初日のカルテには「当院に父母に付き添われ、民間搬送サービス車で受診、父や母の訴えについて否定ないし反論」ともある。しかし、アヤコさんは「入院当日、両親の姿は見ていません。両親と一緒に主治医の診察を受けたかのように書かれていますが、そんな事実は一切なく、いきなり保護室に入れられたのです」と証言する。

「病識がない」との指摘もカルテに何度も登場する。これは、明らかに病気であるのに病気の自覚がない状態をいうが、そもそも病気でなければ病識など持ちようもない。アヤコさんは自分につけられた病名を知りたいと思い、主治医に繰り返し尋ねたが「教えてもらえなかった」。自分の病気が何なのか聞いても教えてもらえないのに、病識がないから強制入院が必要、というのは酷な話だ。入院1ヵ月半のカルテには、アヤコさんに薬の説明を求められ、答えた主治医の言葉がこう記されている。

**今、飲んでいるのは、以前話したように睡眠薬と、いわゆる精神安定剤、専門用語で言えば抗不安薬、それと（リスペリドンという）思い込みや思い入れ、幻覚や妄想を抑える薬、こうした薬は統合失調症や躁うつ病でも使われるが、だからといってあなたがそうだという訳ではない。ただ薬の説明書にもそう書かれているかもしれないので、念のため説明した、と改めて話した。定期処方はこのままで**

この時も、主治医はアヤコさんにつけた病名を明かさなかった。そこで後日、アヤコさんは理事長に聞くと「統合失調症ではないから、統合失調型障害とでも言うのかなあ」と軽い調子で言われたという。

**専門家も首をかしげる入院カルテ**

アヤコさんの10ヵ月間の入院カルテは、本人の同意を得て、大学病院の精神科教授と精神科クリニックのベテラン医師に見てもらった。カルテは手書きで記されており、一部に判読が困難な文字がある。精神科教授は一読した印象をこう語る。

「一番気になったのは、医療保護入院の理由がよく読み取れないことです。入院した日のカルテには『幻想〔覚〕妄想状態にあり』と記載されていますが、文字を読める範囲では、それに関する明確な記載がないようです。『統合失調型障害としておく』とも書かれていますから、幻覚や妄想の内容や程度は詳しく書いて欲しい気がします」

また、ベテラン医師はこうみる。「カルテには日々のやりとりが詳しく記されていますが、読んでも何のために入院させたのか分からず、そもそも医療を行う必要性が感じられない。カルテから伝わってくるのは医師の戸惑いばかり。もう入院させてしまったし、すぐに退院させるのは家族が納得しないから、とりあえずパーソナリティー障害のような、精神科医の解釈次第でどうにでもつけられる診断名にして、しばらく置いておこうとしたと読むこともできる」

パーソナリティー障害について補足しておこう。この障害は、うつ病や双極性障害、PTSD（心的外傷後ストレス障害）などと同様に過剰診断が問題視されてきた。性格的な偏りのために、若い頃から社会生活上の様々な問題が生じ、本人も周囲も苦しむケースなどは治療が必要だが、この診断名が怖いのは、精神科医の考え方や感じ方、周囲の受け止め方次第で、性格の特徴や個性までもが病気とされる恐れがあることだ。「パーソナリティー障害は、病名をはっきりとつけられない人に対して精神科医が分かったふりをするためにつける診断名。いわばゴミ箱診断だ」と批判する声もある。

**悟らないと退院できない？**

アヤコさんの入院中、主治医との面接が繰り返し行われた。理事長の面接も時々あった。アヤコさんはその際、「宗教の知識で私の右に出るものはいない」と胸を張る理事長に仏教の教義などを聞かれ、勉強した内容を詳しく話した。すると理事長や主治医は、アヤコさんが「因縁《いんねん》」や「悟り」などの宗教的な言葉を使ったことが気になったらしく、以後、「因縁」などについて執拗《しつよう》に質問するようになった。

入院10日目のカルテを見てみよう。まず、アヤコさんが主治医に語った言葉が記載されている。

**人間は生まれた時から一生の役割というものがあると思う。私の場合、小説家になって「因縁」というものを明らかにする事だと思う**

小説家になるのは、アヤコさんの以前からの夢だった。アヤコさんによると、この時、主治医にさらにこう伝えたという。「なんとなく事件がおきて、なんとなく終わるような小説ではなく、仏教の縁起説にヒントを得た、因果のつながりを明確に表現した小説を書きたい」

簡単にまとめると、アヤコさんは「小説家になって因果を背景にした作品を書きたい。それが私の役割だと思う」と主治医に話したのだ。これに対し、主治医が答えた言葉がカルテにこう記されている。

（私も理事長も）因縁というものにあなたが〔なぜ〕こだわるのかが、まず分からない

「因縁」「因縁」というが、自分からその「因縁」にしがみついているよう。また「因縁」というが、その事に囚われ過ぎている。後ろ向きになっている。もっとこれからのことを考える、前向きのことを考えてもいいのではないか。このように話したが、本人自身はまだ分からないようだった

因縁因果をテーマにした小説を書こうとすることが、なぜ後ろ向きなのか。なぜ因縁へのしがみつきになるのか。

アヤコさんは言う。「因縁という言葉は仏教ではふつうに使う言葉ですし、仏教の考え方についてあれこれ聞かれたから話しただけです。日常的に因縁などの言葉を使い続けてきたわけではありません。主治医や理事長は、因縁という言葉を本来の仏教的な意味ではなく、なぜかオカルト的な意味で解釈しようとしていました。私は、仏教の縁起《えんぎ》説の意味で使っただけなのです。あらゆる現象には必ず原因があるというのは当たり前のことで、因果律を否定するなら科学さえも成り立ちません」

統合失調症型障害の一つである統合失調症型パーソナリティー障害の人は、迷信や超常現象などを信じやすい傾向があるとされる。主治医と理事長は、こうした診断に結びつけようとするあまり、高野山真言宗に対するアヤコさんの信仰心までもオカルトで、病気の証と決めつけたのではないか。

10ヵ月間のカルテには、主治医や理事長の理不尽な言葉があふれている。アヤコさんは入院当初、「拉致」という強硬手段で保護入院させた両親に「なぜこんなことをするの」などと真意を問う手紙を繰り返し送った。状況を考えれば当然の行動で、返事がなかったため何度か送ったのだが、両親が主治医に電話をかけ「毎日のように手紙が届いて困っている」と訴えた。主治医は、アヤコさんのこの行動を病気ゆえの異常な執着と曲解し、「ご両親に謝らなければいけない」と要求し続けた。

さらに主治医は、居心地の悪い実家にアヤコさんが長く留まっていたことも「統合失調型障害」のためと解釈しようとした。カルテにこう残っている。

**どうも「両親と私は合わない。弟の妻もだめ」と〔アヤコさんが〕話す。こうした話を〔主治医は〕聞いていた。こちら〔主治医〕は「そんな風に両親と合わない、弟の妻が私を毛嫌いしているというなら、実家を出て独り暮らしを始めてはどうか。自分を養っていくだけの職業的技能を持っているのだから、なぜ実家にいるのか、あるいは何が実家に縛りつけているのか、こちらも理事長もそこが不思議だし、その縛りつけているものを解きたいと考えている。理事長がこれまでの出来事を書きなさい、というのはその手がかりをつかむためだ」と話す**

アヤコさんが実家に居続けた理由は極めてシンプルで、アトピー性皮膚炎が悪化して仕事ができず、独り暮らしをするための家賃が払えなかったためだ。「拉致される直前にはだいぶ軽くなっていたので、再び仕事に就いて独り暮らしを始めようと思っていたところでした」

アヤコさんは、こうした説明を主治医や理事長に何度もした。文言がカルテにも残っている。だが、最初から精神の病気と決めつけている、あるいは病気ということにしたいと思っている主治医や理事長は、十分な理解を示さなかった。

入院して1ヵ月が過ぎた頃から、主治医の面接はハローワークのような様相も呈していく。主治医はこう記した。

**あなたの技能を生かしていこうとなれば、英語塾を営むのが一案だろう。御両親は、給料取りと言えば役場の職員か、学校の先生しか思い浮かばない事だし。あるいは英語教室の講師に雇われるか、と話すと本人は「でも年齢制限に引っかかりそう」と言う**

「患者」の社会復帰にまで目配りする姿勢は模範的だが、すぐに英語塾の経営や英語講師ができるような人を、なぜ強制入院させているのか。ベテラン精神科医も指摘したが、その理由がカルテからは読み取れない。

両親の言動について、主治医が疑問を抱いたと見られる記述が各所にある。

**本人が外出・外泊をしたい旨を家族に話したところ、父親から電話あり。「外出・外泊はさせられない」との事（父親の口調からは強い拒否を感じた）**

結局、両親は実家での一時外泊を最後まで拒否し続けた。

**両親のほうも、高学歴のいわゆるキャリアウーマンである患者本人に「スーパーマーケットのレジ打ちのパートでもいいから、仕事をしろ」など現実に即さない事を患者本人に言ったりもしている**

**なかなか両親を交えての話し合いが持てない（家業の忙しさにかこつけて、両親は話し合いの時期を引きのばしている疑いさえ筆者〔主治医〕は感じるが）**

こうした疑問を抱きながらも、主治医や理事長は両親の話を信じようとした。理事長は一時、「あなたの話を聞けば聞くほど、病気なのはあなたではなく、ご両親の方だということになってしまう。ご両親と会って話してみたい」と焦りをみせたことがある。そして両親に会ったのだが、「優しいまともそうな親」「やはり両親のいうことがどうみても正当」と結論づけた。

アヤコさんがその判断の根拠を問うと、理事長は「精神科医としてたくさんの人に会ってきたから、人を見る目がある。あなたのご両親はまともな人たちだ。だからあなたが妄想を持っているということになる」と言い切った。
家庭内でありがちなもめごとの原因が、すべて一人にあると考えるのは無理があるが、主治医や理事長はアヤコさんのせいだと決めつけ、悔い改めさせようとした。彼らの、まるで尊大な教育者であるかのような説教の一部をカルテから抜き出してみよう。
「あなたは理屈だけで両親を納得させようとしている。しかし人間、智もあれば情もある。その情の部分で両親を納得させないといけない」と話す
「結局、心から反省をしないといけない。反省をしているけれども、まだあなたが思っているほど十分ではない。例えば智の部分は足りているが、情や意の部分が足りない」と話す
「考えるのではなく、思うという事はできないだろうか。考えるとなると、どうしても智の部分へ行ってしまう。思うということならば、情や意の部分へ進むのではないか。また世の中では理屈では正しくとも、そうは動いてくれないことがある。そういう部分が情や意で、その事を思うことができないだろうか」と話した

やがてアヤコさんに対する要求は、彼ら自身があれほど否定していた宗教的なニュアンスを帯びていく。

**昨日、〔アヤコさんは〕理事長から「真理を見いだせないと退院は難しい」と言われ、どうしたらいいのか、と話す**

**筆者〔主治医〕は「真理が分かるまで退院させない」とは確かに難問。僕なら「今の私には分かりません。それが唯一分かっている真理です」と話す。患者〔アヤコさん〕は「それじゃ認めてもらえない」と話す**

この病院では、高僧のように悟りを開くか、一休さんのようにとんちを磨かなければ退院できないのだろうか。

**「改宗」を迫る理事長**

さらに、宗教通を自任する理事長は「お天頭様《てんとう》」に愛着があるらしく、アヤコさんに何度も「改宗」を迫ったという。

日本人は古来から「お天道様」を信仰してきたが、本当の「お天道様」ではない。本当の「お天道様」の「とう」は「道」ではなく、「頭」と書く。この「お天頭様」は最高の神様で、神道の天照大神や仏教の大日如来よりもずっと上。真言宗の教えは真理ではないし、空海は悟っていない。真言宗や空海を信じてはいけない。「お天頭様」を信じなさい。あなたが「お天頭様」を信じると言わない限り、真理を悟ったとは言えない。真理を悟らなければ、退院させられない

カルテの隅に理事長の書き込みがある。

**御天頭様……簡単明瞭に本質を本物を求め続けること**

理事長は、アヤコさんへの対応でも「御天頭様」に胸を張れるのだろうか。

**退院のためにやむを得ず演技**

入院が長期化する中で、アヤコさんの危機感はますます強まっていった。

理事長から仏教の教義などを細かく聞かれ、真面目に答えると「宗教へのこだわりが強

過ぎる」と言われる。医療保護入院をさせた両親に、真意を問う手紙を何度か送ると「異常な執着心」と受け取られる。不本意極まりない入院に顔をこわばらせていると「表情が固い」と判断される。あらゆる自然な反応が「病気」に誘導されてしまうのだ。

アヤコさんが置かれた状況下で、毎日柔らかな表情で過ごしていたらかえっておかしいが、主治医や理事長はアヤコさんに笑顔を求め続けた。加えて、退院の条件として突きつけたのが「真理を悟ること」だった。

「このままでは退院などできるはずがない」。アヤコさんは理事長や主治医の要求通りに演じることにした。主治医の前で「すべて私が悪かった」などと両親への謝罪の言葉を繰り返し述べ、宗教の話題には興味を示さず、明るく振る舞うようにした。こうした変化を「あまりにもあっさりと『怒り』を捨ててしまったことに驚きと疑念を覚える」と当初はいぶかっていた主治医も、次第に「治療の効果が現れてきた」と判断するようになった。インクのシミがどう見えるかで性格を分析するロールシャッハテストでも、カウンセラーから「良くなってきている」と言われた。

「入院して間もなく受けたロールシャッハテストでは、余計なことを言うと病気だとこじつけられると思い、あまり答えませんでした。退院の話が出始めた時に再び受けさせられたロールシャッハテストでは、カウンセラーの態度からたくさん話したほうがプラスに評価されると感じ取ったので、そのようにしただけです。私は何も変わっていません」

退院直前になっても、アヤコさんに対する両親の拒絶心は相変わらずだった。「実家に戻るのが筋だ」と主治医が諭しても、両親は「弟の家族、特に妻が〔アヤコさんと〕顔をあわせるのも嫌がるので戻って欲しくない」と言い続けた。アヤコさんは結局、病院の近くで独り暮らしをすることになった。「処方された薬は必ず服用すること。定期的に当院外来に通院すること」と主治医に念を押され、退院したのは2008年暮れ。「拉致」されたのはこの年の2月だった。

外来には何度か通った。「行かないとまた拉致されると思い、怖くて仕方がなかったから」。だが、すぐに状況は変わった。以前に知り合った男性と再会し、結婚して一緒に暮らすことになったのだ。最後の受診は2009年4月。以来、薬は飲んでいない。入院前も入院中も退院後も、幻聴や妄想に悩まされたことはないのだから、薬をやめるのは当然だろう。

夫との仲も、夫の両親や妹との関係も良好で、対人関係に問題は生じていない。夫は言う。「怪しい宗教を信じているとか、暴力を振るうとか、そんな事実は一切ありません。なぜ精神科医たちが、〔妻の両親の〕口から出任せのような話を真に受けたのか、まったく理解できない」

アヤコさんは今も、何かのはずみで心が恐怖に震えることがある。厚生労働省も「拉致」と判断する理不尽な暴力と、10ヵ月に及ぶ強制入院で受けたショックが消えないのだ。精神科は心の傷をいやす場所なのに、アヤコさんは逆に、終生残る大きな傷を加えられた。

## 責任逃れに終始する行政

体の傷も残った。拉致された直後から、首や肩、腕の痛みやしびれを感じていた。こうした症状を主治医に話したり、両親に手紙で訴えたりしたこともあるが「無視された」という。退院後、頸部のX線検査を受けると、頸椎の一部が変形していることが分かった。現在も鍼灸《しんきゅう》やマッサージを受けているが、痛みのため動きが制限され、家事も十分にできない状態が続いている。「入院前はそんな症状はなかった」というアヤコさんの証言に基づけば、拉致の途中で体を強く圧迫され負傷した可能性がある。とすれば、これは逮捕・監禁のみならず、傷害事件でもあるということになる。

アヤコさんは退院後しばらくの間、入院中の話をすることを避けていた。振り返ると恐怖がこみ上げ、直視できなかったのだ。夫にも長く打ち明けられなかった。だが、次第に数々の疑問と怒りがこみ上げてきた。そして思った。「このままだと、私のような目に遭う人がまた出てしまう。何とかしなければ」

２０１２年、事件の経過を詳細に記し、調査と適切な対応を求める文書を栃木県知事、栃木県保健福祉部、栃木県議会生活保健福祉委員会、関東信越厚生局、宇都宮地方法務局などに送った。県知事、県議会、厚生局からは回答がなかった。法務局からは「被害に対する補償は裁判を起こすしかない」などとする返事がきた。

県保健福祉部は、障害福祉課から文書で回答があったが、要約すると「県に責任はない。病院への立ち入り調査や指導もできない」との極めて冷淡な内容だった。私の取材に対しても障害福祉課の言い分は同じだった。「県が移送に関わる場合は、事前に必ず精神科医の診察を行い、必要性を判断しますが、この例は民間移送業者が保護者との契約で実行したもので、県は関わっていないので対応のしようがありません」

かつて、凄惨《せいさん》な宇都宮病院事件が引き起こされた栃木県で、また精神科絡みの深刻な人権侵害問題が起こった。アヤコさんは「精神科病院の実態は何も変わっていない」と感じて、県知事や県担当部局に調査と再発予防策を求めたのだが、それすらできないというのだ。

## 「人権に配慮したフリ」

県にまったく責任がないというのは、おかしな話だ。精神科病院の管理者が医療保護入院を行う場合、精神保健指定医が記した入院届を県知事宛に提出する。入院届には、患者の病名や生活歴、医療保護入院の必要性などが書かれ、その内容をもとに、県の精神医療審査会が医療保護入院の適否を判断する。アヤコさんの入院も、審査会が「適当」と判断したのだ。栃木県保健福祉部障害福祉課によると、例えば2010年度には同県の医療保護入院の審査は1938件行われたが、結果はすべて「適当」だった。

精神医療審査会は、精神科病院で多発した人権侵害問題の再発防止を目的に、1988年から全国に設置された。医師や弁護士ら、専門知識のある人たちで構成されるが、書類をもとにした適否の判断には限界があり、栃木県以外でも「ザル」と言わざるを得ない審査が目立つ。このような「人権に配慮したフリ」をする仕組みではなく、実際に人権を守ることのできる仕組みが早急に必要だ。

精神科で起こった問題には、警察の動きも鈍い。アヤコさんは栃木県の警察署に被害届を出し、捜査を求めたが「県が合法といっているから立件できない」と刑事課が回答してきたという。さらに拉致被害について相談すると「拉致されたというなら、まずあなたが移送業者から記録を取り寄せて提出してください」と突き放された。今も恐怖が消えない拉致被害者に、まずは加害者から拉致の証拠をもらってこい、と要求したのだ。栃木県警察本部にも手紙を出したが、何の返答もない。

精神科で人権侵害を受けた人の支援に取り組む千葉県内の市議会議員は「警察にとって精神科病院は治安維持の仕組みの一部。日頃から緊密に連携している仲間なので対応が甘くなることが多い」と指摘する。確かに、私がこれまで取材したケースでも、警察の腰が重すぎると感じたことが何度もあった。これがもし、他の診療科で起こっていたらすぐに捜査が始まり、逮捕者が出ると思われるような事件でも、警察は動かないのだ。警察は何を守ろうとしているのか。

このような現状では、精神医療の名を借りた拉致や監禁はだれの身に起こっても不思議ではない。病院からなんとか脱出して公的機関に被害を訴えたとしても、「県は関わっていないから関係ない」「立件は難しいので民事裁判でもやったらどうか」などとあしらわれるだろう。

被害者は失望とやり場のない怒りを抱え、公的機関などへの訴えをますます強めるはずだ。するとやがて、周囲からこう囁かれるようになるかもしれない。

「あの人は精神病だから何でも過大に言うのさ」「パーソナリティー障害だからね」

精神科で不当な扱いを受けた被害者が、その問題を公に訴えても、そうした行動自体が「反社会的」「被害妄想的」「病気の証」とされ、訴えは無視されてしまう。そして真の問題が隠蔽《いんぺい》され続ける。

# 第３章　過剰診断

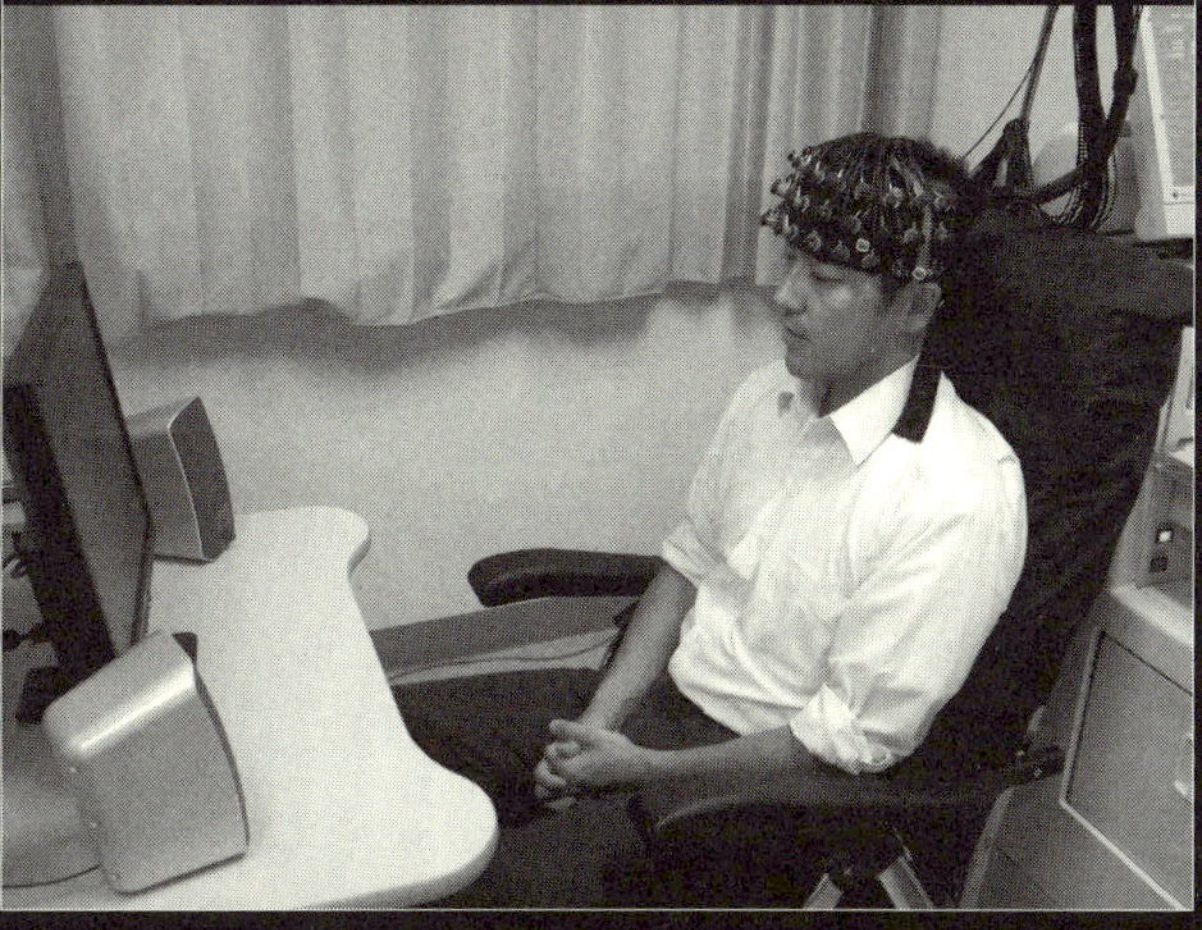

脳血流量を調べるNIRS（光トポグラフィー検査）を受ける著者

## 寝不足や栄養不足が「うつ病」に

人生、山あり谷あり。時にはひどく落ち込むこともある。強いショックを受けた時はもちろんだが、寝不足だったり、腹が減ったり、体の痛みが続いたりしても気持ちが沈む。そんな当たり前の反応までが「うつ病」になってしまうとしたら……。

２０１１年９月、埼玉県の中学に通っていたトモユキさん（仮名）は、朝方にめまいや吐き気、ひどい倦怠感が現れるようになり、学校を休みがちになった。同級生とのもめ事があったわけではない。勉強や進路にひどく悩んでいたわけでもない。学校生活には何の問題も見あたらないのに、目覚めるたびに心身の不調に襲われた。

耳鼻科クリニックで「起立性調節障害」と診断され、血圧を上げる薬が処方された。精神科クリニックでは「うつ病」と診断され、抗うつ薬が処方された。だが、抗うつ薬を２ヵ月飲んでも改善せず、心配した両親が獨協医科大学越谷病院に連れて行った。

対応したこころの診療科教授の井原裕《いはらひろし》さんがまず注目したのは、症状が現れた９月という時期だった。トモユキさんに夏休み中の生活習慣を聞くと、テレビゲームなどで夜更かしが続き、毎日のように朝寝坊していたことが分かった。

「君はうつ病ではない。夏休みが終わっても宵っ張りを続けていたせいで、寝不足になって調子が悪いだけだよ。生活習慣を改善すればすぐに治る」。井原さんのアドバイスはたった一言、「早寝早起きをしっかり続けよう」だった。

トモユキさんは、病気と思い込まされて内向きになっていた意識を変え、早寝を実践した。それだけで朝の不調は消え、元気に通学できるようになった。

井原さんは指摘する。「睡眠の状況を尋ねるのは精神科医の基本中の基本。それすら行わず、元気が出ないというだけでうつ病と診断する精神科医がいる。信じがたいことですが、これが現実」

続いて栄養不足にまつわるケースを紹介しよう。

「うつ病です。入院治療が必要です」

2010年、当時70歳のヨシエさん（仮名）は東京の大学病院の精神科で重いうつ病と診断された。独り暮らしの家に閉じこもり、体はやせ、歩けなくなっていた。都内に住む妹が異変に気づいて病院に連れて行ったが、呼びかけてもボーッとして反応が鈍く、認知症も疑われるほどだった。

抗うつ薬や抗不安薬の薬物治療を受けたが、数ヵ月経っても改善しなかった。病院の給食にはほとんど手をつけず、健康な時と比べると体重が10kg減った。ベッドの上でふさぎ込み、固まったように動かなくなった。

「薬物治療では効果が現れない。電気けいれん療法を試してみましょう」

主治医の提案に妹は驚いた。「全身麻酔で行うので安全だと説明されましたが、電気ショックが昔乱用されたことを知っていたのでとても心配になりました。体力も認知機能も低下している高齢者の脳に電気を流して何がどう良くなるのか、説明を聞いてもよく分かりませんし、不安でたまりませんでした」

それでも「ほかに方法がない」と言われると、今後の主治医との関係を考えて拒否はできない。だが、この時は電気ショックの予約が多く、実施が数週間後になったことが幸いした。

妹は電気ショックの件以外にも、主治医の対応に疑問を募らせていた。ヨシエさんの体重減をうつ病の重症化とみて、うつ病を治そうとしているのは分かったが、体重減そのものには何の手も打とうとしなかったからだ。妹は危機感を強め、提案した。「先生、姉は入院してからさらにやせてしまって、このままだと体も危ないのではないでしょうか。点滴などの栄養補給をもっと増やしてもらえないでしょうか」

主治医ははっとした表情になり、すぐに栄養剤が追加された。それから10日ほどでヨシエさんの表情が戻り始め、電気ショックは中止された。体重が増え、体力が戻ると気力も認知能力も回復した。

退院後は、バランスのよい食事を続けるため老人ホームに入所した。ヨシエさんは「病院にいた時は意識がもうろうとして、名前を呼ばれても反応できませんでした。自分が自分でない感じです。おかげさまで今はとても元気になり、あの時の状態が信じられないくらいです」と語る。

なぜ急激に回復したのか。妹が質問しても、主治医は「分からない。こんなことは経験がない」と逃げたが、妹は確信している。「栄養を増やしたら元に戻ったのですから、栄養不足だったのでしょう」

ヨシエさんの抑うつ状態は、実は顎《がく》関節症が発端だった。口を大きく開けられず少食になり、もともとの偏食もあって栄養状態が悪化した。原因不明のひどい耳鳴りにも悩まされた。一日中、耳の奥で「ガーガーゴーゴー」と大きな音がして眠れなくなった。

栄養不足と不眠。その結果として生じた抑うつ状態。ヨシエさんにまず必要だったのは抗うつ薬ではなく、歯科治療と栄養、そして安眠だったのではないか。

退院してすぐ、ヨシエさんは東京都港区の歯科クリニックを受診した。噛《か》み合わせを整える治療などを受け、顎関節症と耳鳴りの悩みから解放された。

歯科クリニックの院長は語る。「〔ヨシエさんは〕片側の歯が傷んだため反対側ばかりで噛む習慣がつき、顎関節症を引き起こしていました。耳鳴りも顎関節症が影響を及ぼしたと考えられます。嚙み合わせの悪さは頭や首、肩の筋肉などにも負担を与え、慢性的な頭痛や肩こりにつながることもあります。そうした痛みや不快感のために抑うつ的になり、精神科でうつ病と診断された人を他に何人も治療したことがあります。みなさん、痛みが取れたらすっかり元気になりました。中には、慢性的な痛みから本当にうつ病を発症する人もいるでしょうが、安易にうつ病と診断して薬を出すのではなく、まずは抑うつの原因をしっかりと聴き取り、取り除く方法を考えることが先なのではないでしょうか」

妹は語る。「大学病院では看護師さんたちがとてもよくしてくれて、感謝しています。うつ病という診断はともかく、元気になったので病院を恨んではいません。ですが、栄養不足で元気がなくなるのは常識ですから、最初から十分な栄養補給を考えて欲しかったと思います」

## 医師に診断されたうつ病が鍼治療で消えた

抗うつ薬などを多量に飲んでも改善しなかった「うつ病」が、まったく別のきっかけで治るケースもある。一例を紹介しよう。

２００６年、東京に住む当時50代の女性会社員タカコさん（仮名）は、精神科クリニックで「うつ病」と診断された。几帳面な性格が管理職になって強まり、部下の仕事に細かく口を挟んだ結果、職場で孤立して落ち込んだ。同世代の男性に負けまいと若い頃から仕事一筋でやってきたのに、人が変わったように何も手につかなくなった。

薬物治療を受けたが仕事への意欲は戻らず、抗うつ薬のほかに抗不安薬、抗精神病薬などが追加されていった。定年退職まで欠勤を繰り返した。

２００８年のある朝、頭が前に傾いたまま上がらなくなった。整形外科で検査を受けたが骨や筋肉に異常はなく、整形外科医は「精神科の薬の影響」と判断した。

だが、その時点まで2年近く薬を飲み続けていたタカコさんは「薬を減らすとうつがもっとひどくなるのではないか」と不安で減薬に踏み切れなかった。悩みを知人に打ち明けると「首の筋肉を鍼灸《しんきゅう》でほぐしたら楽になるのでは」と勧められ、東京都杉並区の鍼灸院に行った。背中のツボに灸を施し、首などに浅く鍼《はり》を刺す治療を受けた。

数回通うと頭が上がるようになった。以後も「ほかでは得られない心身の心地よさ」にひかれて定期的に通ううちに、自信や気力がよみがえってきた。周囲の勧めで適度な運動を始め、それで気分転換ができるようになると、薬に頼る気持ちが薄らいだ。少しずつ減薬を進めて新たな職を得た。以前よりも心に余裕ができたことで職場の同僚に気を配れるようになり、良好な職場環境で仕事が楽しくなった。

タカコさんの「うつ病」は鍼灸で治ったのだろうか。元共同通信記者で鍼灸ジャーナリストの松田博公《まつだひろきみ》さんは「鍼灸には全身状態を整えて心身をリラックスさせる効果はありますが、精神疾患は治せない」と断言する。だが「最近は心の不調をすぐに病気にしてしまう安易な診断が増えたためか、鍼灸で改善する『うつ病』が目立っている」という。

抗うつ薬では改善しないのに、鍼灸で回復する「うつ病」は本当に病気なのだろうか。安易な診断と投薬が、落ち込んだ人に過剰な病者意識を植え付け、かえって不調や服薬を長引かせているのではないか。疑問が膨らむ。

## うつ病はタブーだった

そもそも、うつ病とは何なのか。専門的な診断基準は後ほどふれるが、一般的には「過剰なストレスに耐えて頑張るうちに脳機能に変化が起こり、慢性的な抑うつ状態に陥る病気」として知られる。精神科医たちも、基本的にはそうした解釈をしている。

ではなぜ、ストレスが抑うつ状態につながるのか。次のように考える専門家もいる。「このままストレスを受け続けると、心身に大きなダメージを負いかねない。そうした状況下で脳が心身の活動を抑える指令を出し、わが身を守ろうとしているのではないか」

抑うつ状態を中核症状とするうつ病は、自己防衛反応の一種という考え方だ。ストレス源を何らかの方法で取り除くことができれば、自然回復が期待できる病気、と言い換えることもできる。こじれる前にしっかり休み、ストレス対策を行うことが大切なのだ。

だが、細菌などから体を守る自己免疫機能がしばしば暴走し、自分の体を攻撃し始めるように、抑うつ状態を引き起こす自己防衛機能が過度に働いて、わが身を滅ぼす「自殺」につながることもある。休養しても治らず重症化していくうつ病は、侮ってはいけない。

今では考えられないことだが、うつ病は以前、他人には明かせないタブーな病気だった。頑張り過ぎた末に、脳機能に病的変化が起こったと見られる重いうつ病患者でも、「心の弱い人」などの見方をされて社会復帰が困難になることがあったからだ。うつ病患者が一人出ると、家族全員が差別的な目で見られることもあった。

## アナウンサーの告白

理解が広がるきっかけは、17年間続いたワイドショー「小川宏ショー」（フジテレビ）などで知られるアナウンサーの小川宏さんが、1993年放送の「徹子の部屋」（テレビ朝日）で行った勇気ある告白だった。

小川さんは1991年頃からひどい疲労感に襲われ、「人との会話が辛くてたまらなくなった」。お茶の間を爽やかな話術で引きつけた人物とは思えない変わりようだった。背景には、金銭管理を任せていた知人が金を使い込み、多額の借金までして姿をくらました窮状があった。

いきなり降って湧いた借金苦に加え、加齢の影響で心身の踏ん張りがきかなくなり、気持ちが萎《な》えていった。朝になっても布団から起きあがれず、仕事を休み続けた。今まで味わったことのない深い挫折感の中で、ある思いが繰り返し頭をよぎった。「生きていても仕方がない」。だが自殺を意識したわけではなかった。

ところが1992年春、起床時に突然、どうしようもない絶望感に包まれた。

「今日、地球上からいなくなろう」

唐突な決意に脳を占拠された。死に神に操られたかのようにフラフラと家を出て、近くを走る私鉄の線路わきに立った。数分に1本の割合で頻繁に電車が行き交う。体が線路に吸い寄せられた。

その時、妻子の顔が頭をよぎり、遠い昔に聞いた友人の言葉が耳に響いた。

「自殺は愚か者の結論なり」

眼前を電車が駆け抜けた。腰が砕け、うつぶせに倒れ込んだ。心配した通行人が駆け寄って来たが、そのまま10分以上動けなかった。

病院でうつ病と診断された。2ヵ月入院し、退院後も長期休養して治療に専念した。薬物療法は一定の効果があったが、最も支えになったのは「愚痴の一つも言わず、休む私をすべて受け止めてくれた妻の存在」だった。

病気を明かした直後は「縁起が悪いと言われ、結婚式の司会を断られたこともあった」。だが、無理解な人よりも共感を示す人が多くなり、テレビや雑誌で精神疾患の闘病体験を語る芸能人も現れた。うつ病はやっと告白できる病気になった。

## 「うつ病キャンペーン」の功罪

１９９０年代後半から10年ほどで、うつ病への社会的理解は進んだ。復職支援などの体制づくりも盛んになった。だが、善意の行いが次第に暴走し、歯止めがきかなくなる現象が精神医療の世界では起こりやすい。うつ病も、その典型例となってしまった。

**「うつ病１０００万人　９年間で２・４倍」**（２００９年12月４日、読売新聞東京本社朝刊一面）

**「うつ病１００万人　陰に新薬？」**（２０１０年１月６日、読売新聞東京本社朝刊社会面）

厚生労働省が２００８年患者調査の集計結果を発表した直後と、その約１ヵ月後の２０１０年初め、私は同じ部署の高橋圭史記者とともに、読売新聞朝刊に上記２本の記事を書いた。うつ病患者数の異様な増加が、抗うつ薬ＳＳＲＩの国内販売に伴う「うつ病キャンペーン」の影響で起こった可能性を指摘したのだ。反響は大きかった。

厚生労働省の患者調査は3年ごとに行われ、うつ病など気分障害の患者数は２００８年に推計１０４万１０００人（男性38万６０００人、女性65万５０００人）に達した。それ以前の調査では、１９９６年に43万人、１９９９年は44万人とほぼ横ばいだったが、２０００年前後を境に急増し、２００２年に71万人、２００５年には92万４０００人となった。１９９９年と２００８年を比較すると、実に約２・４倍になったのだ。

パナソニック健康保険組合予防医療部長で精神科医の冨高辰一郎《とみたかしんいちろう》さんは、この異様な変化について次のようにコメントした。

「軽症のうつ病は自然に治るものが多い。しかし早期に発見し、早期に薬を飲めば治るというキャンペーンが大々的に行われた結果、本来は治療の必要がない人までが受診、投薬され、患者の急増につながったのではないか」

冨高さんは、海外でも過去に同様の現象が起こったことに気付き、２００９年７月に自費出版した『なぜうつ病の人が増えたのか』（幻冬舎ルネッサンス）でいち早く指摘した。米国では、最初のＳＳＲＩが発売された１９８８年以降、抗うつ薬の処方量が急増し、英国、北欧諸国、オーストラリアなどでもＳＳＲＩの発売後に処方量が急上昇していたのだ。処方量の増加は患者数の増加を意味している。

日本で患者急増が始まった頃、海外ではすでに過剰診断の問題が指摘され、軽症うつ病に対しては抗うつ薬の処方を第一選択とせず、まずはカウンセリングなどで様子を見る動きが広がろうとしていた。軽症患者は短期間で回復する可能性が高いので、薬を治療の第一選択としない方針は合理的だった。だが日本は海外の先例に学ばず、「うつは心の風邪」などのキャンペーン標語が流布され、社会に刷り込まれていった。軽い風邪に必要なのは休養で、対症療法的な薬は必須ではないが、うつ病キャンペーンは「心の風邪」とうたいつつ、服薬を強調した。

「早期発見、早期治療」の美名のもと、精神科医も好んでこの標語を吹聴し、過剰診断を始めた。患者の不自然な急増について私がコメントを求めても「いままで医療につながらなかったうつ病患者が多く受診するようになった。歓迎すべきこと」とプラス面ばかりを強調した。だが実際は、自殺につながるような深刻なうつ病患者はなかなか受診せず、環境要因で落ち込んでいる人たちに、安易に抗うつ薬を処方するケースが急増していった。

## 診断基準の落とし穴

少し専門的になるが、うつ病の診断基準を見てみよう。精神疾患の診断基準として世界で広く使われる米国精神医学会の「ＤＳＭ」（精神疾患の診断・統計マニュアル、現在は第5版に当たるDSM－5。これまでは版数表記がローマ数字だったのが算用数字に改められた）は、9つの症状を列記し、このうち5つ以上の症状が同じ2週間の間に存在するものをうつ病（DSM－Ⅳの日本語訳では大うつ病。この「大」は「主要な」という意味）と規定している。

9つの症状のうち「ほとんど一日中、ほとんど毎日の抑うつ気分」と「ほとんど一日中、ほとんど毎日の、すべて、またはほとんどすべての活動における興味、喜びの著しい減退」はどちらか一方、あるいは両方なければならず、加えて「ほとんど毎日の不眠または睡眠過多」「ほとんど毎日の疲労感または気力の減退」「ほとんど毎日の無価値感または過剰な罪責感」などの症状を挙げている。

ただし、うつ病（大うつ病）ではないのにうつ状態を引き起こす身体疾患（甲状腺機能低下症など）や薬物の使用がなく、症状によって著しい苦痛を感じていること、または社会的、職業的機能に支障が出ていることが診断の条件になる。

見逃されがちだが、うつ病診断で重要なのは「社会的、職業的機能に支障が出ていること」という条件だ。上記の様々な症状が2週間以上続くことは珍しくなく、生活に支障が出るほどでなければうつ病とはいえないのだ。しかし、この「支障」もあいまいな概念で、極端な話、詐病《さびょう》でも仕事や学校を休み続ければ「支障が出ている」ことになる。

こうした症状の数による診断法（操作的診断）では、うつ状態を招いた原因が十分に考慮されない。これに対し、欧州や日本では以前から、うつ病を想定される原因によって「内因性」と「心因性」に分ける考え方があった。内因性は、画像検査などでは分からない脳機能の変化で起こっていると考えられるうつ病（これを「本当のうつ病」と呼ぶ精神科医もいる）、心因性は、脳機能の影響よりも性格や環境の問題が中心となって現れるうつ病（以前はうつ病とは言わず抑うつ神経症や神経症性うつと呼ぶことが多かった）を指す。これとは別に、ステロイドなどの薬や、アルツハイマー病などの明らかな脳の病気、甲状腺機能低下症などの体の病気で生じるうつ病を身体因性と呼ぶ。

日本うつ病学会理事長の神庭《かんば》重信《しげのぶ》さん（九州大学大学院教授）は「若者は心因性の割合が高く、カウンセリングや環境調整の効果が現れやすい。年齢が上がるほど内因性の割合が高まる。重症化するものは内因性が多い」と語る。

だが、内因性と心因性の区別は患者の話をもとにした医師の判断によるものなので、科学的とはいえない。医師によって判断が分かれるケースも目立っていた。

そこで、診断を一致させやすいＤＳＭのような操作的診断が普及（日本では１９９０年代後半以降）したのだが、今度は症状の数だけを根拠にした安易な診断が広がり、精神科医ですら内因性か心因性かを熟慮することなく、「とりあえず」の感覚で抗うつ薬を処方するようになった。この傾向をさらに加速させたのが、製薬会社の巧みな販売戦略だった。

操作的診断のうつ病は「脳の病気」と「心の病気」の両方を含むのに、「うつ病は脳の病気」と啓発し、「心の病気」の人や、昔風に言えば「軽いノイローゼ」の人にまで「私も薬が必要」と思い込むようになった。うつ病患者の急増は起こるべくして起こったのだ。

では、内因性のうつ病を招く脳機能の変化とはどういうものなのか。実はまだ、詳細は解明されていない。製薬会社の薬の売り込みとともに知られるようになったのが、セロトニンなどの神経伝達物質の異常を原因とみる「モノアミン仮説」で、セロトニンに働くSSRIや、セロトニンとノルアドレナリンに働くSNRIなどの抗うつ薬が開発された。重症患者を中心に、こうした新しい抗うつ薬がある程度効くことは確認されており、モノアミン仮説が脳機能変化の一部をとらえている可能性は高いと見られている。しかし、患者の脳内ではもっと様々な変化が起こっていると考えられており、ほかにも多くの仮説が生まれている。うつ病の仕組みは、製薬会社がカギとカギアナの模式図で示すような単純なものではないのだ。

### 自殺者の急増が抗うつ薬普及の後押しに

1998年以降、全国の自殺者数が年間3万人を超えた（2011年まで14年間続いた）ことも、抗うつ薬の販売を増やしたい製薬会社には追い風となった。自殺者の多くは自殺前にひどく落ち込むので、症状を数える操作的診断を用いれば、みな「うつ病」を患っていたことになる。自殺率の変動は景気や人口構成、社会情勢など様々な影響で起こるにもかかわらず、「自殺対策＝うつ病対策」という単純な図式が作られ、精神科の早期受診が推奨されて抗うつ薬の販売量が伸びた。

自殺対策の一つとして、うつ病対策を進めることは間違いではない。問題は、心因性や軽い抑うつ状態の人までが薬物偏重のうつ病治療にからめ捕られたことにあった。こうした人たちへの薬物投与は、克服すべき問題から遠ざけて気晴らしの酒を与えるようなもので、仕事のストレスや借金、失業、家庭不和、身体疾患、性格的な弱点など、落ち込む原因となった様々な問題や苦悩が置き去りにされ、かえって追い込まれるケースが続出した。精神科にかかりながら自殺する人が後を絶たない現実が、事態の深刻さを物語っている。

## ある女子大生の死

２０１２年夏、北海道のＪＲ駅ホームで女子大学生のノゾミさん（仮名）が通過列車と接触し、死亡した。独り暮らしの部屋には遺書と思われるメモがあった。「名前の通りに生きられなくてごめんなさい。生きるのがつらい」。しっかりした文字で書かれていたが、文末は落涙でにじんでいた。メモの近くには中身のない抗不安薬の包装が多数散らばっていた。

ノゾミさんは２０１１年暮れに失恋し、その後、通学ができないほど落ち込んだ。実家に戻り、近くの病院で処方された抗うつ薬などを飲んで半年ほど療養した。

症状は改善しなかった。仕事を続ける母親はノゾミさんを一人で家に置いておけず、都市部の総合病院への入院を勧めた。ノゾミさんは母親の心配をくみ取り同意したが、強いショックを受けた様子で、入院初日は病室で泣いて過ごした。それまでも落ち込んではいたが、頑張りやで弱音を吐かない性格だったので、突然の涙に家族も驚いた。

入院２日目からは、何かが吹っ切れたように態度が変わり、主治医に「昨日はきちんと話すことができず、すいませんでした」と謝った。以後は、病院が治療の一環として行う体操やゲームにも進んで参加し、病室に戻ると大学の卒業論文を書き続けた。テーマは「家族関係と幼少期のトラウマ」だった。

ノゾミさんの家で過去に衝撃的な出来事があったわけではない。だが姉は「疎遠な家族関係が影響したのかもしれない」とみる。父親は季節労働者で、冬はずっと家にいなかった。母親は病弱な弟の世話にかかりきりになっていた。だれよりも敏感で弱音を吐けないノゾミさんは、こうした環境の中でさみしさを募らせていったのかもしれない。

「うつ病ではなく双極性Ⅱ型〔うつ状態と軽い躁状態を繰り返す双極性障害の一種〕の可能性が

ある」。主治医はそう判断し、気分安定薬ラミクタールと抗うつ薬リフレックス、さらに抗不安薬などを処方した。ノゾミさんの状態は安定したように見え、「完成した卒論を先生に渡したい」との希望もあったため、入院から約2週間で一時外泊が認められた。

外出中は母親が付き添い、ノゾミさんの部屋に一緒に泊まった。落ち着いた様子に安心した母親は、翌朝早く、仕事に行くため部屋を出た。5時間後、ノゾミさんは高速で駆け抜ける特急列車と接触し、はねとばされた。即死だった。

この日、卒論を提出するはずだった大学には行っていない。テーブルの上のA4ノートにメモを残した後、大量の抗不安薬を飲んで駅に向かったようだった。最後に立ったのは、午後に戻るはずだった総合病院方面のホームではなく、反対ホームだった。

ノゾミさんは過去に何度か、失恋して落ち込むことがあった。拒食症に陥り、体重が著しく落ちたこともあった。総合病院では主治医に「男性に依存する癖があるのでつらい」と打ち明けたが、薬物中心の治療に変化はなかった。

姉は語る。「病院や薬に頼る前に、私たちがもっと理解やサポートをしてあげるべきでした。むやみに薬を処方する今の医療と、医者の言うことを鵜呑《うの》みにする私たち国民の意識の低さが、落ち込んだ人をさらに追い込んでいるのだと思います」

精神科は自殺を防ぐための多数の手段のうちの一つでしかない。過剰な期待を抱き、過剰に頼ると、悲劇が繰り返される。

## 製薬会社に乗せられる精神科医

うつ病キャンペーン真っ直中の2010年以前に話を戻そう。肩書のある精神科医たちは、製薬会社作成のうつ病啓発チラシや自殺対策パンフレットに監修者として名前を載せ、キャンペーンの旗を振り続けた。当時、特に露出度が高かった大学教授に、製薬会社の広告塔になる目的を尋ねたことがある。1件あたりいくらもらえるのかは明かさなかったが、次のように語った。「あまり胸を張れることではないですが、今の医療は製薬会社の資金なしには成り立たないですから、付き合いも大切なんですよ。僕は抗うつ薬を出しているほとんどの製薬会社と付き合いがあって、各社のパンフレットに名前を載せているから、そういう意味では中立かな」

さらにこうも言った。「長年精神科医をやってきましたが、本当の意味で治せた患者の数は片手に収まるくらいですよ。精神科が扱う病気は、統合失調症などスッキリ治らない病気ばかりだから。残るのは無力感だけ。うつ病くらいはきちんと治せたらよいのですが……」

あらゆるうつ病がもし、早期発見と薬、休養によって長引かず、再発もせずにあっさり治るようになれば、精神科医としてもこんなハッピーなことはない。仕事が楽になるだけでなく、「患者を治した」という手応えを得られてやりがいが湧く。そう考えると、多くの精神科医がまるで素人のように啓発キャンペーンを無批判に受け入れ、新たに登場した抗うつ薬ＳＳＲＩの効果を過度に期待した気持ちも少しは理解できる。ＳＳＲＩには様々な副作用があるが、心臓に影響を与える恐れがある従来の抗うつ薬〔三環系〕よりは安全に使えることも、安易な投薬につながった。

別の精神科教授のこんな証言もある。「統合失調症が診療の中心だった頃は、大学の精神科医局でＭＲ〔病院や診療所を回る製薬会社の営業マン〕の姿を見ることはまれでした。他の診療科の教授室前には面会を待つＭＲがずらりと並んでいるのに、精神科医局の廊下はガラガラ。ところがＳＳＲＩの発売を機に、ＭＲが突然増えた。急にちやほやされるようになったものだから、舞い上がる医者もいた。製薬会社は営利企業だから、自分たちに都合のよいデータだけを示して売り込んでくるのは当たり前。薬が本当に効くかどうかは、医者が臨床試験の元データを調べるなどして判断しないといけない。ところが大半の精神科医は、ウブなのか勉強する余裕もないのか知らないが、製薬会社が用意した薬のデータをそのまま信じて患者に投与してしまう。抗うつ薬の効果が得られるのは中等症や重症の患者だけなのに、軽症者から幅広く効くと思い込んでしまった」

## 試験で緊張にも薬⁉

話は少しそれるが、私も薬で舞い上がった精神科医を見たことがある。SSRIの一つが社交不安障害（社会不安障害）の治療にも使えるようになったことを受け、製薬会社が開いたマスコミ向けセミナーでのことだった。

「社交不安障害は完治します。SSRIで完治します」

講師を務めた精神科クリニックの院長は連呼した。院長が社交不安障害と診断し、SSRIを処方した患者たちが次々と「完治」しているというのだ。

社交不安障害は、人前で話をしたり、人と食事をしたりする時に、強い不安や恐怖に駆られる病気とされている。「恥をかくのではないか」という不安が大きくなり、手足の震え、動悸《どうき》、赤面、尿意などの症状が現れる。このような状況を避けようとして、日常生活に支障が出てしまう。だが、過度の緊張で失敗することは誰にでもあるため、この障害も過剰診療の恐れがずっと指摘されてきた。

SSRIが社交不安障害に効く仕組みは解明されていないが、脳の扁桃体《へんとうたい》などに作用して、不安感の暴走を抑える働きがあると考えられている。ただ、薬はあくまで対症療法で、克服するためには人前で場数を踏み、自信をつけるしかない。その過程で、認知行動療法や日本発祥の森田療法などの精神療法が効果を上げることも多い。

セミナーでは院長の暴走が止まらなかった。

「なかなか結婚できない男性は社交不安障害の可能性が高い」

「受験で緊張する学生は、試験前にぜひ薬を飲んで欲しい」

患者を「治せた」ことがうれしくてたまらなかったのかもしれないが、何百万人を患者にするつもりなのか。正常な緊張まで「病気」にしてしまえば、簡単に治るのは当然だろう。放置していても、多くはそのうち「完治」するのだから。集まった記者たちは唖然《あぜん》とし、厳しい質問を浴びせた。

「精神科医が薬を使い過ぎることに批判が高まっている。どう思うか」

「この薬の効果は偽薬とあまり差がないのではないか」（偽薬とは小麦粉などでできた薬効のない偽薬のことでプラセボともいう。薬を飲むという行為だけで安心する人もいるため、偽薬でも本物の薬並みの効果が現れることがある）

院長はこうした質問には明確に答えず、「薬が効きます。完治します」と繰り返した。

社交不安障害でも、薬で助かる人がいるのは間違いない。だが「できるだけ多く売りたい」という製薬会社の思惑が絡むと、病気ではない人までが病気にされていく。ＳＳＲＩは、感情の高ぶりや自殺企図、性機能障害などの副作用の報告例が目立つ。若者が試験のお守り代わりに使うような薬ではない。

このセミナーはさすがに度が過ぎたのか、うつ病対策の過剰啓発ではお先棒を担いだ記者たちも引くほどだった。製薬会社の広報担当者も、後日、「あれはまずかった」と反省していた。この製薬会社は、うつ病の成功体験で日本のマスメディアをなめすぎたのかもしれない。なめられた方にも問題があるのだが。

## 誰でもうつ病の時代

うつ病キャンペーンでは、行政機関も率先してうつ病啓発のみこしを担ぎ、暴走させた。製薬会社のみならず都道府県や市町村までが、回答者のほとんどが「うつ病の疑い」になる安易な「うつ病チェック」パンフレットを量産し、公共施設などで配布したのだ。精神科以外の診療科であれば、一次検査で疑陽性《ぎようせい》（本当は病気ではないのに検査で病気の疑いをかけられること）が一定数出ても、続く精密検査で除外することができる。疑陽性の人は無駄な精密検査を受けることになるが、簡易な一次検査で病気の見落としを防ぐためには、疑陽性が一定数出るのは仕方がない。ところが客観的な検査法がなく、医師の診断能力の差がはっきりと出る精神科では、うつ病チェックで不安になって受診すると、たちまち「うつ病」と診断されて投薬が行われる危険がある。薬を出されて病者意識を深めた人は、通院と服薬をズルズル続けやすい。過剰投薬で得られるのは副作用だけだ。

広島県が作成したパンフレット「高齢者のうつ」を見てみよう。「自分でできるうつ病チェック」として以下の5つを挙げている。このうち2つ以上にあてはまり、その状態が2週間以上、ほとんど毎日続いていて生活に支障が出ている場合は、「うつの可能性を考えてみてください」とある。

**①毎日の生活に充実感がない**
**②これまで楽しんでやれていたことが、楽しめなくなった**
**③以前は楽にできていたことが、いまではおっくうに感じる**
**④自分が役に立つ人間だと思えない**
**⑤わけもなく疲れたように感じる**

うつ病の代表的な症状を示したものだが、多くは老化でも起こる現象なので、高齢者であれば2つや3つはあてはまるだろう。体が思うように動かなくなり、疲れやすく、日常生活にも様々な制約が出て無力感を感じる。それが老いというものではないか。最も適切な処方箋は、周囲のいたわりだろう。先に神庭さんが指摘したように、高齢者ほど内因性の可能性が高まるとはいえ、人間の自然な衰えすらも病気の兆しにして、投薬に持ち込まなければ気が済まないのだろうか。

**次々に現れる軋み**

うつ病キャンペーンは大当たりしたが、軋《きし》みが生じるのも早かった。抗うつ薬を飲み続けても、抑うつなどの症状が一向に改善しない患者が社会にあふれたのだ。影響が真っ先に現れたのは企業だった。

東京に本社を置く大手事務機器メーカーY社では、精神疾患による新規休職者数が2008年に30人を超え、そのほとんどが「うつ病」の診断書を提出する異常事態となった。1990年代はうつ病の休職者は年間数人だったのに、2000年を境に急増したという。

現代の過酷な労働環境が、うつ病の誘因になっていることは間違いない。働き盛りに多発するうつ病は、労働者の自己防衛反応の側面もある。すべてを労働者の精神疾患のせいにして、会社への過度の忠誠や法定外の残業を当たり前のように強いる企業が存続しうる社会は、健全とはいえない。Y社の産業医も「心身をすり減らす労働が増え、心を病む社員は確実に増えている。労働環境の改善が欠かせない」とする。

だが、対策は容易には進まず、加えて社会をますます混乱させたのが、うつ病の過剰診断問題だった。Y社の産業医は指摘する。「性格的な問題で職場に適応できなくなった社員までが、抑うつ傾向があるとすぐにうつ病と診断されるようになってしまった」

うつ病キャンペーンでは「十分がんばったのだから『がんばれ』は禁句」「励まさずゆっくり休ませる」など、周囲の対応についての啓発も盛んに行われた。内因性のうつ病患者に対してはその通りだが、心因性の患者や過剰診断された人は、そうした対応がマイナスに働く場合もある。

Y社の産業医は言う。「以前は、上司や同僚が励まして復職させたタイプの休職者までがうつ病と診断されるようになり、周囲は何も言えなくなってしまった。腫れ物に触るような対応を続けるうちに休職期間を使い果たし、結局、復帰できずに辞めてしまう社員が目立ってきた。本人にとっても会社にとっても、これは不幸なことではないでしょうか」

先に挙げた2本の記事以降も、私はうつ病の過剰診療問題を読売新聞の社会面や解説面、連載「医療ルネサンス」などで繰り返し取り上げ、関連学会には適正な診療指針作りを求めた。記事に実名で登場し、問題を指摘した精神科医には嫌がらせの電話やメールが相次ぎ、匿名を増やさざるを得なくなったが、うつ病問題はテレビや雑誌でも盛んに取り上げられるようになり、安易な診断と投薬を疑問視する声が強まった。

## 日本でもやっと薬物治療の見直しが

２０１０年１月、米国ペンシルベニア大学などの研究チームが行った抗うつ薬の調査が、米国医師会雑誌（ＪＡＭＡ）に掲載された。「軽症から中等症のうつ病患者は、抗うつ薬を服用しても偽薬と差がないか、あってもごくわずか」との内容だった。ＳＳＲＩか三環系の抗うつ薬を服用した患者と、偽薬を服用した患者の回復度を6週間以上比較した6つの代表的研究を集め、再解析を行った信頼性の高い報告で、すぐに社会面で記事を書いた。

良識的な精神科医にとっては、日々の診療での実感と等しい当然の結果だったが、うつ病キャンペーンで踊り続けた精神科医たちには衝撃の内容だった。このニュース以降、「軽症うつ病にも抗うつ薬が欠かせない」と言い張っていた精神科医もおとなしくなった。精神科関連学会の学術総会などでは、講演者が相次いで反省の弁を口にし始めた。「我々は製薬会社のキャンペーンにのせられ、病気とはいえないうつ病を多く作り出してしまった」。前年までキャンペーンの旗手を務めていた精神科医までが、今度は反省ブームに身を投じた。

２０１０年春、私と高橋記者は、日本精神神経科診療所協会加盟の全国１４７７施設を対象にうつ病治療アンケート調査を行った。その結果、うつ病治療が薬物偏重になっているという指摘について「強く思う」が19％、「ややそう思う」が54％に上り、実に7割がうつ病治療の現状に懸念を示した。軽症患者に最初に行うべき治療については、41％が「薬物治療だとは思わない」と回答し、対話によって患者を支える支持的精神療法や、家庭や職場のストレスを減らす環境調整を優先すべき治療として挙げた。

ただ、これは精神科を対象とした調査の常なのだが、回答率が著しく低い。この調査の回答率もわずか8％で、良心的なクリニックしか回答しなかったため、自省的で良識のある結果になったのかもしれない。

２０１２年7月、日本うつ病学会が動いた。懸案だったうつ病治療指針「日本うつ病学会治療ガイドラインⅡ・大うつ病性障害」（全61ページ）をインターネットで公開したのだ。軽症の治療では薬を優先せず、面接で患者を支え、回復に導くことを基本とするなど、薬物偏重のうつ病治療を見直す内容になった。

理事長の神庭重信さんが「最も力を注いだ」という章「うつ病治療計画の策定」では、抑うつ状態を招くうつ病以外の病気や薬剤を詳しく記し、安易な診断を戒めた。

身体疾患では、パーキンソン病や甲状腺の病気、脳血管障害、すい臓がんなどがそれにあたる。そのため、既往症や家族歴を欠かさず聞き取り、血液や尿の検査、必要に応じて画像検査を加えることを求めた。

また、抗てんかん薬、ベンゾジアゼピン系の抗不安薬や睡眠薬、抗うつ薬、ステロイドなど、処方薬でも気分障害が引き起こされると明記した。抑うつ状態などを改善するための薬で、抑うつ状態が引き起こされる場合があると指摘したのだ。さらに、抑うつ状態の背景に発達障害（自閉症スペクトラム）が隠れている場合は専門的なカウンセリングなどが有効とし、自閉症スペクトラムの可能性を探るため、成育歴などの丹念な聞き取りを求めた。

軽症うつ病の薬物治療では、抗うつ薬の効果は偽薬と変わらないとの海外の研究を踏まえ、以下のように戒めた。「安易な薬物療法は問題解決に向けた患者自身の能動性を失わせるばかりでなく、無用な有害事象〔副作用など〕に患者をさらし、本来の症状よりも治療そのものが就労や就学、家事などにおいて重荷になることすらあり得る」

軽症患者に最も有効なのは、患者の話をよく聞き、理解を示しながら回復に導く支持的精神療法だとし、その前提として、患者との信頼関係の構築が欠かせないと強調した。

中等症と重症では、衝動性の高まりなどの副作用に注意しながら、抗うつ薬を1種類使うことを推奨した。ベンゾジアゼピン系薬剤は、投薬が長期化すると意識障害や衝動性の高まり、薬物依存などを招くため、漫然とした投薬は避けるべきと警告した。

神庭さんは「患者や家族が読んでも参考になる点が多いと思います。ガイドラインを印刷して主治医に見せながら質問するなど、関係を深める材料にして欲しい」と話す。ガイドラインは日本うつ病学会のサイトでだれでも見られるので、一読をお勧めしたい。

うつ病の過剰診断問題を早くから指摘していた精神科医たちも、このガイドラインを高く評価した。だが、抗うつ薬はいつまで飲めばいいのか、過剰診断されて何年も飲み続けている抗うつ薬をどう減薬したらいいのか、などはこれを読んでも分からない。今後の過剰診療を防ぐことも大切だが、これまでの過ちを直視し、患者に仕立て上げられた人たちの救済を早急に行う必要がある。

## 製薬会社が狙う新たなる市場

うつ病診断の適正化の兆しは、厚生労働省の2011年患者調査でも表れた。気分障害の患者数が推計95万8000人となり、急増から一転、減少を始めたのだ。「精神科につながらないうつ病はまだ多い」との声もあるが、専門学会が過剰診療を認めたのだから、今後さらに患者数が減るのは当然の流れだろう。軽い落ち込みがある人に、まずカウンセリングなどで対処する体制が広がれば、抗うつ薬を出すために「うつ病」や「うつ状態」と診断する必要もなくなる。

だが気になる点もある。気分障害の中で、躁状態とうつ状態を繰り返す双極性障害がジワジワと増えているのだ。躁状態とは、気分が良すぎたり、ハイになったり、興奮したり、怒りっぽくなったりして、他人から「いつものあなたと違う」と思われる状態で、さらに「自分が偉くなったように感じる」「いつもよりおしゃべり」など複数の症状が1週間以上続くと病的とされる。

やる気に満ちて新しいことを次々と始めるが、すぐに気が変わってはかどらない。あまり眠らずに行動し、さらに悪化すると多額の買い物をしたり、暴力的になったり、「超能力がある」などの誇大妄想を抱いたりすることもある。こうした症状も脳機能の病的変化が原因と考えられており、治療しないと2、3ヵ月続き、社会的信用を失いかねない。

うつ状態と、はっきりとした躁状態を繰り返すものを双極性Ⅰ型、うつ状態と軽い躁状態を繰り返すものを双極性Ⅱ型と呼ぶ。専門家からは「双極性障害は製薬会社の新たなターゲットの一つ」との声が上がる。患者数の推移から読み取れる情報は多く、2015年暮れに公開予定の2014年患者調査に注目したい。

うつ病の例を引くまでもなく、日本で将来起こりうる問題の多くは欧米で先行する。欧米の現象から日本の将来を予見し、対策を立てることができる。そこで、次の数値を見ていただきたい。

**注意欠陥障害　3倍**
**自閉症　20倍**
**小児双極性障害　20倍**

これは、米国精神医学会が作成した精神疾患の国際的診断基準「DSM―Ⅳ」が発表された1994年以降、米国で発生率が著しく増えた精神疾患とその増加率を示している。精神疾患は感染症ではないが、まるで感染爆発（パンデミック）が起こったかのような激増ぶりだ。

DSMについて、ここで簡単にまとめておこう。最初の「DSM―Ⅰ」が登場したのは1952年。以来、改訂を重ねたこのマニュアルは、精神疾患（障害）ごとに代表的な症状が羅列され、当てはまる症状の数を基本に診断できるようになっている。

DSM以前は精神科医ごとに診断名が変わるケースが多く、薬の臨床試験で対象患者を絞り込めないなど様々な問題が生じていた。そのため診断の一致率を高めた意義は大きかった。日本では1982年にDSM―Ⅲの翻訳版が出版され、1990年代後半からDSM―Ⅳが浸透していった。だが、臨床現場で「料理本」的な使用が広がるにつれて、症状の背景に目を向けない安易な診断の横行など、新たな問題をもたらした。

## 作成者自らが指摘するDSMの問題点

米国の患者急増の原因は、2012年8月発行の雑誌『精神医学』（医学書院）で詳しく解説された。DSM―Ⅳ作成委員長を務めたアレン・フランセスさん（デューク大学名誉教授）が、認知行動療法の第一人者で精神科医の大野裕《おおのゆたか》さん（国立精神・神経医療研究センター認知行動療法センター長、DSM―Ⅳ国際委員）の質問に答えて、DSM―Ⅳがもたらした問題を赤裸々に語ったのだ。大野さんの協力を得て、インタビューの要点を整理してみた。

上記の急増3疾患には、DSMがⅢからⅣに改訂された際、診断基準に変更が加えられたという共通点がある。注意欠陥障害では「少女は多動性よりも注意力の問題をより強く示す」との有力な研究報告が発表されたため、集中力に問題があるだけで注意欠陥障害と診断できるようになった。そのため発生率の上昇は当初から予想されていたが、統計的な調査などからみて、15％増くらいにとどまるはずだった。ところが、いざふたを開けてみると3倍にもなった。「よかれと考えて加えた小さな変更が、まったく意図しない結果を招いてしまった」とフランセスさんは語る。

なぜこれほど増えたのか。フランセスさんは「注意欠陥障害は過小評価されていると小児科医、小児精神科医、保護者、教師たちに思い込ませた製薬会社の力と、それまでは正常と考えられていた多くの子どもが注意欠陥障害と診断されたことによるものです」と指摘する。

フランセスさんはインタビューの中で、カナダの興味深い研究にもふれている。子どもが注意欠陥障害と診断されるか否かの最も正確な予測因子の一つが「8月生まれか9月生まれか」だというのだ。カナダは9月入学なので、8月生まれはクラスで最年少になる。最年少ゆえの落ち着かない行動などが、異常と判断されてしまうのだ。これを春入学の日本にあてはめると、予測因子は「3月生まれか4月生まれか」になるだろう。

フランセスさんは警告する。「米国では、一般的な個性であって病気と見なすべきではない子どもたちが、やたらに過剰診断され、過剰な薬物治療を受けているのです」。これは近年の日本も同様だ。

自閉症スペクトラムはどうか。DSM―Ⅳ以前の米国の自閉症発生率は、フランセスさんによると2000～5000人に1人だった。ところが、知的障害がないアスペルガー障害が自閉症の診断カテゴリーに加えられたDSM―Ⅳ以降、「米国で88人に1人、韓国では38人に1人が自閉症と診断されるようになった」。

米国では、自閉症と診断されると少人数の手厚い教育が受けられるため、こうした社会的背景が診断数の増加につながっているとの見方もある。そこでフランセスさんは「精神科の診断を、法医学的判断、障害判断、学校の判断、養子縁組の判断などから切り離すべきだと思います。精神科の診断は意思決定の一部であるべきであって、唯一の決定要因ではありません」と強調する。

## マーケティングで増える病

小児双極性障害に関しては、さらに厳しくこう言い切っている。「これはまさに不祥事だと思います」。製薬会社から資金提供を受けた小児精神科医らが、全米各地で盛んに講演活動などを行った結果、「育児上の問題、子どもの発達の問題すべてが双極性障害の証拠として解釈されてしまいました」。子どもがかんしゃく持ちだったり、感情の起伏が激しかったりするのは古今東西珍しくないのに、それが小児双極性障害の典型的な症状とされてしまったのだ。

日本では、前述したように成人の双極性障害が増え、特に双極性Ⅱ型の増加が目立っている。うつ状態と、本人や周囲があまり困らない程度の軽い躁状態を繰り返す病気で、この病名もＤＳＭ－Ⅳで新たに追加された。フランセスさんは、こうした患者がうつ状態の時に抗うつ薬を安易に投与すると、その影響で躁状態に転じて病状が悪化する恐れがあるため、患者を守る目的で診断基準に加えたという。だが、抗うつ薬の副作用で軽い躁状態になったケースまでが双極性Ⅱ型にされてしまうなど、過剰診療が頻発した。大野さんは2012年に、日本で次のような過剰診断例を体験したという。

患者は中年男性。過労が続いて抑うつ的になり、受診した精神科で双極性Ⅱ型障害と診断された。

抑うつ的なのに夜な夜な仕事に没頭する行動を「軽躁」と判断されたためだった。軽躁を抑える目的で鎮静作用が強い抗精神病薬が処方され、この影響で男性は仕事が手につかなくなった。悩んで相談したのが大野さんだった。

昼間はぼんやりしていても、夜になると寝る間も惜しんで仕事をバリバリやる。時間を比較的自由に使える作家や漫画家、芸術家などクリエイターにはよくある生活リズムだが、診断力のない精神科医にかかるとたちまち異常と判断され、双極性Ⅱ型にされてしまう。そして活力を奪う薬が与えられ、仕事ができなくなる。男性は大野さんに誤診を指摘され、治療をやめて仕事量を少し調整することで救われたが、こうした過剰診療が蔓延《まんえん》すると、患者個人だけでなく社会全体の活力がそがれてしまう。

フランセスさんは強調する。「『ある診断が広く行われるようになったら、疑うべし』ということです。人間はすぐには変わりませんが、物の名前はすぐに変わります。もし突然多くの患者さんが同じ診断名を付けられるようになったら、それは患者さんが変わったからではなく考え方が変わったからであり、考え方が変わるのは、多くの場合、製薬会社が自社製品を売るためにその病気のマーケティングを動かしているからなのです」

### 小さな、しかし重大な変更

2013年5月、DSM―5が公開された。うつ病では基本的な項目に変化はなかったが、看過できない小さな変更が加えられた。死別後の抑うつを安易にうつ病と診断しないための規定が削除されたのだ。公開直前、この問題を読売新聞朝刊で指摘した。

DSM―Ⅳでは、抑うつ状態が死別に起因する時は、2ヵ月以上続く場合に限って、うつ病と診断できると規定されていた。ところがこの規定が削除されたことで、子どもや配偶者を不慮の事故で失った時も、抑うつや喜びの喪失などが2週間以上続き、生活に支障が出ていると「うつ病」と診断できることになった。

除外の背景には、死別も失業や離婚、破産などの心理的逆境の一つで、例外扱いをするべきではないとの考え方や、早期治療を重視する流れがある。DSM―5では、適切な診断のポイントを脚注に入れて過剰診療を防ごうとしているが、これまでのDSMの安易な使われ方から見て、十分な歯止めになるとは考えにくい。

児童精神科医の石川憲彦さんは「2週間はあまりにも短い。仏教の四十九日は遺族が死者の弔いに専念する期間ですが、言い換えれば、遺族が立ち直るには最低７週間必要だということです」と語る。

日本うつ病学会にも、この変更を危惧する声がある。神庭さんは「死別でうつ病になる例はありますが、死別後の正常な抑うつが２週間以上続くことは珍しくない。２０１４年のうつ病ガイドラインの改訂で、医師に冷静な対応を求めたい」としている。DSMの功罪は、大野さんの監修で２０１３年10月に出版されたフランセスさんの本『〈正常〉を救え――精神医学を混乱させるDSM－５への警告』（講談社）が参考になる。

## 客観的診断への模索

DSMを何度改訂しても、客観的な検査法が開発されなければ過剰診断は続く。血液検査で内因性のうつ病をとらえようとする研究も始まっているが、まだ時間がかかる。現在、最も有望視されているのは、群馬大学大学院医学系研究科教授の福田《ふくだ》正人《まさと》さんらが取り組むNIRS（光トポグラフィー検査）だ。

近赤外線を使って大脳表面の血液量を計る方法で、２００９年４月、「うつ症状の鑑別診断補助」として厚生労働省の先進医療に指定された。これにより、希望者はNIRSの検査を自費（１万３０００円前後。入院して他の検査とセットで行う医療機関はさらに高額になる）で受けられるようになった。注目度は高く、予約待ちが数ヵ月に及んだり、あまりの人気に受付を中止したりする医療機関もあった。患者や家族の多くは今の診断や治療に納得せず、客観的な検査を求めているのだ。２０１３年10月時点では、実施医療機関は群馬大学をはじめ、東京大学病院、国立精神・神経医療研究センター病院、近畿大学病院など25病院に広がった。

この検査の仕組みは比較的理解しやすい。健康な人は、何かを考え始めると脳血流量が増える。だが、うつ病の患者は脳血流の変化が少なく、双極性障害の患者は増加に時間がかかり、統合失調症の患者は脳血流の変化が少なく増減のタイミングがずれる、などの違いがあることが福田さんらの研究で分かったのだ。病気ごとの共通パターンを見いだしたことで、脳神経外科で脳機能評価などに使われていたＮＩＲＳを精神疾患の検査機器として活用する道が開かれた。

先進医療に指定される直前の２００９年初め、私も体験してみた。

近赤外線を照射、受信するヘルメット装置を頭にかぶり、モニターで手順などを見た後、検査が始まる。室内には医師が１人いて、検査のタイミングをはかったり、データを記録したりする。

「『ち』で始まる言葉を言ってください」（実際に提示される文字は異なる）などとモニターか

ら指示が出され、「ちきゅう」「ちりょう」「チキン」などと答えるが、慣れない閉鎖空間のため緊張する。よりによって、こんな時に頭に浮かぶのは放送禁止用語や突飛な言葉ばかりで、「口にしたら人格を疑われる」と自制心が働いて詰まってしまう。1分間で3つの頭文字が出題されたが、アワアワし続けて終わってしまった。

記録をすぐにモニターで見せてもらった。脳血流が多く、活性化した部分が赤、少ない部分が青で示される。課題に答え始めると、モニター内の前頭葉を示す部分などが真っ赤になり、活性化したのが分かる。真っ赤になり過ぎて恐ろしいほどだ。

「結果はどうでしょうか」。恐る恐る尋ねると、福田さんは「あっ、まあ慣れてないということも……」と言葉を詰まらせ、機器を操作した医師が「血流はすごく良好なので、よいのではないでしょうか」とフォローした。

脳血流が異常上昇していたのだろうか。正常域を逸脱する何かがあったに違いないが、今のところ日常生活には支障がないので気にしないことにしよう。

うつ病と診断されている人にこの検査を行い、典型的な変化が現れない場合、診断を見直すきっかけになる。職場で怒られて落ち込み、うつ病と診断された人がこの検査を受けたところ、うつ病の反応が現れず、薬よりも環境調整が必要な心因性の可能性が高いと判断されたケースもある。

ＮＩＲＳのうつ病反応が内因性とほぼ一致するようになれば、うつ病診断の精度が飛躍的に高まる。だが、内因性の仕組み自体が解明されておらず、ＮＩＲＳのうつ病反応と比較する臨床診断の精度も十分とは言い難い。頭の皮膚の血流が結果に影響するとの指摘もあり、検証にはまだ時間がかかりそうだ。

ＮＩＲＳの実施施設が広がるにつれて、問題も起こっている。病院で統合失調症と診断され、抗精神病薬と抗うつ薬を同時に処方された若い男性が、診断に疑問を抱いてＮＩＲＳを受けた。結果は「統合失調症とうつ病の特徴が両方出ているから、服薬は今のままでよい」だったという。

「僕は一体、何病なんだ」とさらに疑問を募らせた男性は別の精神科医に相談し、「発達障害〔自閉症スペクトラム〕が背景にある二次障害」と分かった。減薬が進むと元気になり、漢方薬だけで支障なく生活できるようになった。

正確な診断を行うための補助手段が、誤診の補強手段となったら本末転倒だ。男性を救った精神科医は語る。「ＮＩＲＳが対象とするのは3つの疾患だけで、自閉症スペクトラムは分からないし、薬を多量に飲んでいる場合、その影響をどこまで除外できるのかもはっきりしない。限界を踏まえて、研究途上の参考程度の検査だとはっきり示して使うのならよいが、統合失調症とうつ病の両方の特徴があるから両方だ、などというとんでもない決めつけが横行すると、研究自体がつぶれるのではないか」

## 重症度評価もロボット頼み

うつ病診断では、診断後の重症度評価にも大きな問題がある。患者の回復度をきちんと見極められず、薬の加減ができない精神科医が少なくないのだ。こうしたふがいない現状を多少なりとも改善する使命を帯びて、あるロボットが生み出された。

「動悸や頭痛はどうですか？」

若い女性型のロボットＳＡＹＡ（さや）ちゃんに、長崎大学医歯薬学総合研究科教授（精神科医）の中根《なかね》秀之《ひでゆき》さんが優しくたずねた。

「いろいろ考えていると胸がドキドキしてきます」

ＳＡＹＡちゃんがロボットらしからぬ言葉を返した。２人の奇妙なやりとりは20分ほど続いた。

これは２０１０年に長崎大学で行われた実験の一場面。ＳＡＹＡちゃんは、医療系の学生や精神科医らがうつ病の重症度評価「ハミルトンうつ病評価尺度」を学ぶために作られた世界初の「うつ病ロボット」で、中根さんと東京理科大学が共同製作した。

ハミルトンうつ病評価尺度は、医師らが口頭で実施する評価法で、抑うつ気分や自責感、睡眠障害など21項目（あるいは17項目）の質問を20～30分かけて行う。患者の話の内容やしぐさなどを点数化し、合計点で重症度を判断する。しぐさの評価ではこんな項目がある。数字は点数を表している。

**激越**

| | |
|---|---|
| なし | 0 |
| 落ち着きがない | 1 |
| 手や髪などを触る | 2 |
| 落ち着きがなくじっと座っていることができない | 3 |
| 手を動かす、爪を噛む、髪を抜く、唇を噛むなどの動作を行う | 4 |

質問に答えるだけではなく、項目中の動作を可能な限り再現するため、ＳＡＹＡちゃんは顔と首に人工の筋肉が埋め込まれ、口や眉などを動かして喜怒哀楽を表す。２０１１年の取材時には、あらかじめ決めた順に質問すると重症患者を模した約80種類の返答が可能だった。その後、軽症バージョンが追加された。重症バージョンはこんな感じだ。

「気分が沈んだり、気が滅入ったりしていましたか」との質問に、顔をうつむかせ、首を

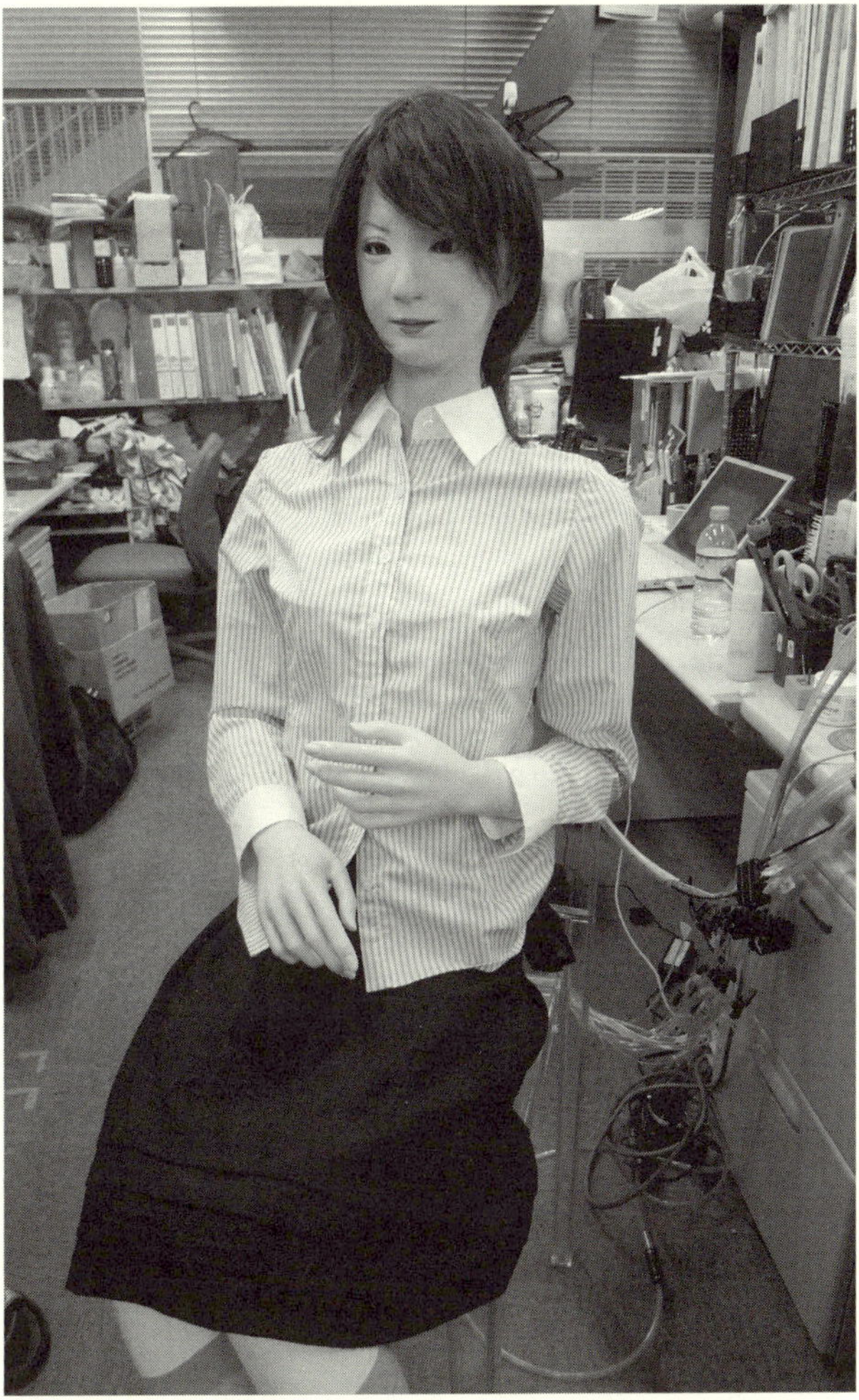

デビューまもない頃のうつ病ロボットSAYAちゃん（東京理科大学で）

左右に振りながら「あまりよくなくて」と小声で言う。「この1週間、何時に起きて何時に寝ましたか」と問うと、「なかなか寝付けなくて。疲れてはいるんですが……」とゆっくり話し、「ふう」とため息をつく。

かなりの役者だ。2010年の実験では、うつ病の知識を学んだ長崎大学医学部保健学科の学生107人が、中根さんの「診察」を見た後にSAYAちゃんの重症度を評価した。気分の落ち込みや不安感などの項目では、SAYAちゃんが表現した重症度と学生の評価のずれが最も大きくなった。デビューしたてのSAYAちゃんの演技に未熟なところがあったのかもしれないが、そうした問題も含め、学生がうつ病について考えを深める絶好の機会になったという。

重症度評価は、薬の量や復職時期を判断するのに欠かせない。しかし、患者の症状の伝え方は様々で、的確な判断には高い技術がいる。例えば、診察中に症状の変化を尋ねても「特に変わりません」としか答えない患者もいる。これでは薬が効いているのかどうかも分からない。そこで技術のある精神科医は、面接中にさりげなく、重症度を見極める質問を織り込む。この評価を怠ったり、誤ったりすると、漫然投薬や復職の遅れ、あるいは早過ぎる職場復帰による再発などにつながってしまう。中根さんは「うつ病評価尺度は国際的に普及していますが、日本でこれを使いこなせる医師は少ない。早急に養成する必要がある」と指摘する。

だが、患者のプライバシーが重んじられる昨今、学生が実際の治療現場で評価法を学ぶ機会は限られる。役者にうつ病患者を演じてもらう大学もあるが、声の大きさや言葉の調子、会話の間合い、視線の方向などを正確に再現するのは難しく、役者によって演技に差が出てしまう。そこで考案されたのがＳＡＹＡちゃんだった。学生の興味を引き、ＳＡＹＡちゃんの表現力をさらに向上させる方法を一緒に考えながら、うつ病患者の特徴を自然に学んでいけることも導入の狙いだったという。２０１２年にも長崎大学の講義などで使われ、学生たちの指摘を生かした改良が続けられている。

とはいえ、血も涙もないロボットで学んだ学生たちの臨床能力が、長く生身の人間と接してきたはずの現役精神科医を凌《しの》いでしまったとしたら、なんとも情けないことではある。

## 早期治療の落とし穴

最後に、過剰診断が起こる背景について考えてみよう。それは早期発見・早期治療をすべて是とする発想から生じている。病気の芽をできるだけ早く発見し、摘んでしまえば患者の心身の負担は軽減され、医療費も削減できる。まさに医療の王道だが、問題なのは、その芽は放置すると本当に病気になるのか、という点だ。

一例を挙げてみよう。大腸の内視鏡検査が急激に普及したころ、「大腸がん予防」のため、ポリープが軒並み切除されるようになったことがある。「大腸がんはポリープががん化したもの」と考えられていたためで、切除を多数行う消化器内科は潤った。

ところが、昭和大学教授の工藤進英《くどうしんえい》さんが1985年に複数発見した陥凹《かんおう》型がんの研究が進むにつれて、状況は一変した。がん化するポリープは実は一部で、たとえがん化しても進行が遅いことが分かってきたのだ。最も注意しなければならないのは大腸粘膜の表面にできる陥凹型で、切除が遅れると粘膜の奥に食い込み、転移してしまう。工藤さんの研究が広く認められるまでは、医師たちは芽とはいえない突起や、大きく育たない芽の摘み取りばかりに執心し、一番危ない病変を見逃していたのだ。

病変そのものを医師がはっきりと見ることのできる消化器がんでも、このような過ちが繰り返されてきた。誰も病気の本体を見ることができない精神疾患の早期治療は、なおさら危うい。いくつかの精神症状を根拠に、若者が将来患うであろう精神疾患を予想し、早々と投薬を行うことは、血便だけで大腸がんを恐れ、大腸を切除するようなものだろう。実は痔だったらどうするのか。

統合失調症の兆候を捉え、予防的な介入や早期介入を試みる研究は1990年代から欧米で行われ、DSM―5の作成過程でも激しい議論が交わされた。DSMに「精神病リスク症候群」（あるいは弱性精神病症候群）などの診断カテゴリーを導入する提案があったのだ。精神疾患の発症前に出現する変化（幻覚や妄想に似た体験など）を明示し、早期の対応につなげようとするものだった。

第1章でケンジさんのケースを紹介したが、精神医療の早まった介入は誤診の温床となる。ハイリスク群に対し、まずは薬物ではなくカウンセリングなどで対応するとしても、精神疾患予備軍のレッテルを貼られることによる差別や本人の心理的負担も見逃せない。仮に、対象者が統合失調症を後に発症する人だったとしても、早期投薬で確実に発症を防げるほど精神医療は進んでいない。

米国心理学会をはじめとする国内外の強い反発を受け、この診断カテゴリーは「時期尚早」として不採用になった。フランセスさんも導入に強く反対した一人で、大野さんのインタビューにこう答えている。「精神病になると予測されていた10人中9人がそうならないのです。精神疾患の予防法として立証されたものはありませんし、精神病に結局ならない人に抗精神病薬を処方して大変な結果を招くこともありえます。この提案がはずれたことは本当によかったと思います」

1人を救うため、9人の子どもや若者に多大なる不利益を被らせる。幸いにも、こんな暴挙がまかり通るほど世界は腐敗していなかったようだが、今後も議論は繰り返されるだろう。

## 妄想体験や幻聴＝病気は誤り

日本では、日本統合失調症学会理事長の岡崎祐士《おかざきゆうじ》さんらが、10代の若者の幻覚、妄想体験に注目し、2006年から約3年間、三重県津市や長崎市、高知県などで大規模調査を行ったことがある。心身の健康状態を聞くアンケート中に「超能力などで誰かに自分の考えを読み取られたことがありますか」「ほかの人に聞こえない声が、あなたには聞こえたことがありますか」などの項目を加える形で実施した。その結果、統合失調症様の幻聴・妄想体験がある若者は十数％にのぼることが分かった。これを統合失調症の兆候とするには体験者があまりにも多すぎた。

岡崎さんは「DSM－5で精神病リスク症候群が採用されなかったことは本当によかった。幻覚、妄想様の体験は日本でも1割の人にありますから、それを精神病の兆候にしてしまったら大変なことになる」と話す。

岡崎さんは2012年、「神の声が聞こえる」と言う高名な宗教家を診察した。若い頃から頻繁に聞こえ、その声に促されて修行に励んできたという。ところが急に神のメッセージと自分の考えが合わなくなり、「私の修行が足らないためだ」と悩みを深めて抑うつ状態に陥ったのだという。

岡崎さんは、軽いうつ病と診て休養を勧めた。ほどなくして「神の声と私の考えがまた合うようになった」という宗教家は、修行一筋の生活を取り戻した。

「この人のように幻聴体験を味方にして立派に生きる人もいます。幻聴＝精神疾患ではない。表面的な症状ばかりに気を取られると、自閉症スペクトラムを統合失調症と誤診するようなミスを犯してしまう。これまでの精神医療は、診断にしても投薬にしてもいい加減なことが多すぎた。もっと慎重な診療のあり方を提案していかなければいけない」と岡崎さんは話す。

## 身の程をわきまえる

厚生労働省は２０１１年以降、「精神障害者アウトリーチ推進事業」を試験的に続けている。精神的不調に陥った人の家を精神科チームが訪問し、必要に応じて外来治療につなげる取り組みで、２０１２年度には精神科病院など37施設が参加した。英国などを参考にした取り組みで、従来の訪問診療と違い、精神科を受診したことのない人も対象になる。対象疾患は当面、統合失調症、重度の気分障害、周辺症状（暴力、徘徊、妄想など）がある認知症と、その疑いとされている。

例えば10代後半から自室に引きこもり、家族も手の施しようがなくなっているケースなどだ。こうした人の中には、精神疾患を発症している人もいる。引きこもりを続けるうちに病状が悪化し、医療保護入院などの強制的な入院につながると、本人は医療への不信感を募らせてしまう。特に病識を持ちにくい統合失調症の場合、退院後に受診や薬を拒否し、再発してまた入院になるなど負の連鎖に陥りやすい。アウトリーチによる早期支援は、患者の病状悪化や家族の孤立を防ぐための有効な対策と考えられている。

精神科チームが対象者の家を訪れることで、得られる情報は多い。アウトリーチ推進事業に参加している山形県の精神科病院の精神保健福祉士は「訪問して対象者の生活環境を知ると、妄想と思っていたことが実は本当にあったなど、症状の理解が深まって誤診の予防にもなります」と話す。

この事業の背景には、精神科病院の病床数を大幅に減らす狙いもある。世界中に悪名がとどろく収容型精神医療を改め、地域で患者を支える体制を築く第一歩というわけだ。

だが反発も大きい。病床数を維持したい精神科病院だけでなく、精神医療で大きな被害を受けた経験のある患者や家族も反対の声を上げる。この事業が拡大し、「疑い例」にまで医療の介入が行われるようになると、精神疾患ではない若者までが次々と精神科につなげられ、不適切な治療が行われると恐れているのだ。統合失調症の疑い例と、自閉症スペクトラムの二次的症状をきちんと鑑別できる精神科医は少ない。過剰診療や誤診が治まらない現状では、被害者たちの不安は決して杞憂《きゆう》ではない。

精神医療を必要としている人に、必要なだけ届ける仕組みづくりは急務だが、精神医療のむやみな拡大は人々の心の自由を奪い、苦痛を拡大する。求められているのは、身の程をわきまえた精神医療だ。

# 第４章　過剰投薬

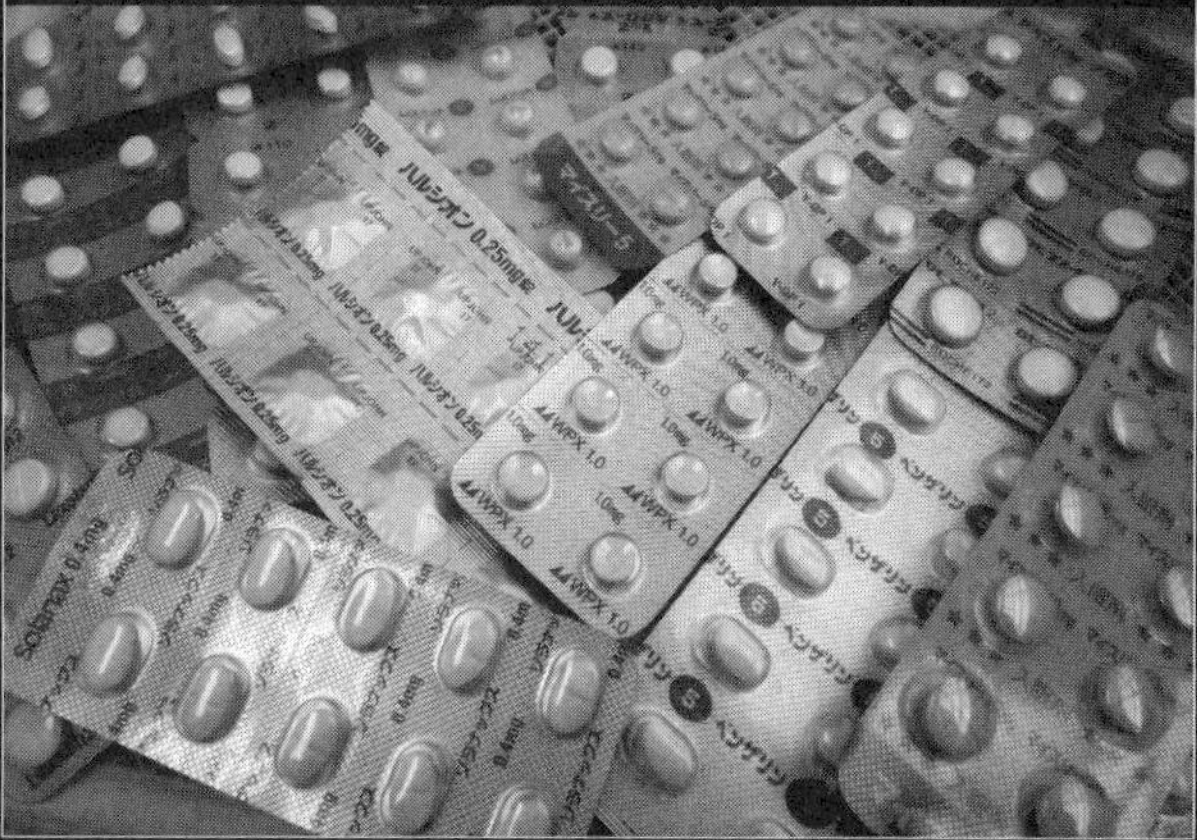


精神科を受診する患者の急増にともなって、過剰投薬が深刻な問題となっている

## 多剤大量投薬と死亡率

２０１１年秋、東京の40代の男性がまるで高齢者のような言葉を口にした。

「最近また友達を失いました。心臓発作による突然死です。同世代の友人が４人、５人と亡くなっていく」

彼は20代で統合失調症と診断され、多剤大量投薬に苦しんだ経験がある。だが病院を変え、抗精神病薬を１種類にしてから症状が落ち着き、会社勤めができるまでに回復した。亡くなった彼の友人たちは、死に至る病を抱えていたわけではない。統合失調症と診断され、治療を受けていただけだ。だが、友人たちには見逃せない共通点があった。亡くなる直前まで大量の抗精神病薬を服用していたのだ。

川崎市の家族会「あやめ会」（会員のほとんどが統合失調症と診断された人の家族）がまとめた患者の死因調査を見てみよう。対象患者は２６０人。このうち、２００６年から２０１０年までの５年間に24人が亡くなった。

元会長の小《こ》松《まつ》正泰《まさやす》さんが、この結果を厚生労働省の統計と比較したところ、あやめ会の患者は同世代（20歳から64歳まで）の国民と比較して８倍も死亡しやすいことが分かった。死因で最も多かったのは突然死の12人。このうち11人は心疾患だった。あやめ会の患者が

1年間に心疾患で亡くなる割合は、同世代の28倍に達していた。

統合失調症は、心臓病などの身体疾患を合併する病気ではない。統合失調症患者に糖尿病や肥満が多いのは、抗精神病薬が代謝異常を引き起こすためと考えられている。自分の意思に反して体が動く錐体外路《すいたいがいろ》症状や、便秘、口の渇きなども極めて頻度の高い副作用として知られる。さらに、抗精神病薬の量が増えると危険な不整脈が表れやすい。

「抗精神病薬を大量に投与すると、突然死を引き起こす不整脈の危険性が高まることは世界的に知られています。しかし、こうした警告が日本では無視され、患者の治療よりも鎮静を目的に、ものすごい量の薬がふつうに使われてきた。亡くなった人の中には薬の被害者が多く含まれていると思う」と小松さんは語る。

**信じられない投薬量の果てに死亡した男性**

これから紹介するのは、目を覆いたくなるほどの多剤大量投薬を受け、心肺が停止し、死に至った若い男性の事例だ。主治医が経験の乏しい後期研修医であるなど、問題を挙げればきりがない。ところがこんな極端なケースでも、両親が損害賠償を求めた民事訴訟は難航し、高裁では裁判長の患者に対する差別発言まで飛び出した。精神医療の被害者がいかに浮かばれないか、感じ取っていただきたい。

2007年6月28日、北海道のN総合病院（以下、N病院と表記）で当時38歳のアキラさん（仮名）の心臓が突然止まった。救命措置で蘇生したが意識は戻らず、9ヵ月後、別の病院で死亡した。

N病院に入院したのは、心停止する9日前の6月19日。「多弁、多動」を主治医が「統合失調症」の悪化と判断したためだった。初日は任意入院だったが、投薬後に暴れるなどして20日から医療保護入院に切り替わった。この短期間の入院中、尋常ではない量の薬が投与された。主要な薬だけを書き出してみたが、まるで薬局の在庫リストだ。

**抗精神病薬（注射・点滴）** セレネース、トロペロン、レボトミン、コントミン

**抗精神病薬（経口）** リスパダール、ソフミン、コントミン、ロドピン、セルマニル、セロクエル、ジプレキサ

**抗てんかん薬** フェノバルビタール、テグレトール、ハイセレニン

**睡眠薬** ベンザリン、スローハイム、ドラール、サイレース、マイスリー

抗精神病薬と併用すると副作用が強まるマクロライド系抗生物質なども使われた。こうした投薬状況は訴訟の争点になったが、まずはアキラさんの治療の経緯から振り返ってい

こう。

1969年、アキラさんは北海道東部の街で歯科医院を営む家庭の次男として生まれた。小学生の頃は内向的で、友達が少なかった。中学では頻繁にいじめられたが、「絶対にやめない」と通学を続けた。成績は良く、高校に進学してからはいじめられなくなった。機械いじりや電気工作などが得意で、工学系の大学進学を希望したこともあった。

両親は進路に口をはさまなかったが、アキラさんは父母の思いをくみ取り、関東地方の歯科大学に進学した。真面目でとことん頑張る性格だったので、大学でも成績はトップクラスだった。スキー部でも活躍し、関東地方の大学生スキーランキングで名前が上位に記されたこともあった。

4年生になると口腔《こうくう》外科を希望し、解剖学の教授に見込まれて研究を手伝うようになった。睡眠時間を削り、国家試験の勉強と研究に没頭する日々が続いた。そして異変が起こった。5年生の夏のことだ。

「部屋が盗聴されている」

「電話のベルに妨害されて勉強ができない」

父母に電話で訴えるようになり、引っ越しをした。6年に進学した1994年には「首にがんができている。触るとしこりがある」と言い出し、心配した両親がMRI検査などを受けさせたが何も見つからなかった。

「頭蓋骨が変形して脳がだめになる」

訴えはさらに深刻さを増し、興奮や混乱も強まったため、東京の大学病院精神科を受診した。

こうした妄想は統合失調症の典型的症状と見られがちだが、第1章でもふれたように、特定の物事に過度に没入する自閉症スペクトラムの人が、強いストレスにさらされた時にも現れやすい。子どもの時は目立たなくても、ストレスが個人の受容力を超えた時、混乱がいきなり顕在化することもある。その場合、薬に過敏に反応する人が多いため、微量な投薬など統合失調症とは異なる対応が必要だが、当時の精神医療には「発達障害」という視点がなく、みな「精神分裂病」(統合失調症)になった。アキラさんも精神分裂病と診断され、入院した。

## 薬物治療→電気ショックのおきまりのコース

以後、アキラさんは第1章の誤診被害者と同様の急坂を転げ落ちた。薬物治療で症状が治まらず、電気ショックでさらに悪化、「治療抵抗性」のレッテルを貼られてさじを投げられる、という定型パターンだ。

アキラさんは計20回の電気けいれん療法を受けた後、1994年秋、「治療困難」とされて大学病院から精神科病院に転院になった。幸いだったのは、この精神科病院が薬の使用を最小限に抑えたことだった。転院当初、アキラさんは無気力やだるさ、手の震えなどが目立ったが、次第に表情が戻り、妄想もなくなった。1995年5月に退院し、デイケアに通い始めた。

とはいえ、発症前と比べると別人のようだった。デイケアの記録にはこう記されている。「少しオロオロした積極性に欠ける印象。スポーツでの動きは硬くぎこちない。話し相手ができたが、話題に関係ない私語が多い。状況の把握は悪い。口を開けてボーッとしていたり、一人でニヤニヤしたりしていることも多い。絵画クラブでは丁寧さ、根気、集中力に欠け、絵の大きさを指摘されても修正は困難である。書記を務めた時には他のメンバーの名字が書けなかった。社会性や作業能力、日常生活技能は低下していて、全体的に鈍いという印象である」

復学は望むべくもなく、退学して北海道に戻った。地元のN病院精神科に通院して治療を続けたが、精神疾患の患者を受け入れるデイケア施設は近くになく、アキラさんは実家でほとんどの時間を過ごした。

10年が瞬く間に過ぎた。アキラさんが劇的に回復することはなかったが、状態は安定していた。薬は月1回の抗精神病薬（ハロマンス）注射が中心で、統合失調症患者の使用量としては適量の範囲だった。

父親は「いつまでも親が守ってあげられるわけではない。どんな形でもいいので医院を手伝えるようになって欲しい」と考えるようになった。アキラさんも仕事を手伝いたいという気持ちが強く、歯科技工士の勉強を始めた。

アキラさんの趣味は音楽と映画の鑑賞で、レンタルビデオ店に足繁く通っていた。2007年6月初めに借りたＤＶＤ「宇宙戦艦ヤマト」シリーズを気に入り、繰り返し見た。主題歌を口ずさんだり、動作が兵士のようにきびきびしたり、父親に敬礼したりするようになった。18日早朝、雲間から差し込む光を窓越しに見ながら、父親に言った。「あそこに宇宙戦艦ヤマトが来ている。隊員になって地球を救わねばならない」

これは再び悪化した「統合失調症」の妄想なのだろうか。好きな映画に影響され、言動を真似ることはだれにでもある。理解不能な病的妄想と断じることはできない。父親は判断に迷ったが、かつてのように症状が進行することを恐れ、19日朝、Ｎ病院に相談に行った。この1年ほど前からアキラさんを担当していた後期研修医の主治医は、本人を診ることなくあっさりと告げた。

「妄想が出ているな。入院になりますね」

さらにこう続けた。「わがままな子ですね。先日も薬を出して欲しいと来ましたが、出せないと言ってはねつけました。泣きついて来るのを待っていたんです。そんなに長くはかからないな。相部屋でいいな。これからは私の管理下に置きます」

主治医が言うように、アキラさんはこの数日前にN病院を受診していた。自分自身の変化を感じ取ったのか、コンスタン（ベンゾジアゼピン系抗不安薬）の処方を求めたのだ。アキラさんは大学時代、薬理学も熱心に学んだため、主治医に薬の質問をしたり、投薬の希望を伝えたりすることがたびたびあった。精神科医のキャリアが1年しかない主治医は、アキラさんの話を柔軟に受け止めるだけの器がなかったのか、いら立ちを募らせたようだった。自宅に戻った父親から「入院が必要」という主治医の判断を伝えられたアキラさんは、少し考え込んだ後、穏やかな口調で言った。

「分かった。早く治さないとね。すぐ帰るから」

**医療保護入院へ**

6月19日午前11時。アキラさんは父親に伴われてN病院に行った。激越や攻撃性などは見られず落ち着いていたが、主治医はアキラさんの顔を見るなり言った。「入院になります」。父親はいったん帰宅したものの、胸騒ぎがして再びN病院に戻った。相部屋の病室にいたアキラさんは「お父さん、東京の病院に入れて欲しい」と訴えた。「今日入院したばかりだから、もう少し様子をみよう」と説得すると「分かった」と答えた。この時、父親の傍らにいた母親は「主治医を信頼していないのか、それとも主治医に嫌われたのか」と心配になったという。

この日、抗精神病薬5種類（リスパダール、ジプレキサ、セルマニル、セロクエル、ソフミン）がいきなり投与された。

20日午後。両親が面会に行くと熱があり、気持ちが少し高ぶっている様子で、「音楽が聴きたい」と懇願した。「病室で音楽をかけるのは禁止なので、もう少し良くなったら先生に聞いてみるから」と父親が言うと、「分かった」と答えた。舌がうまく回らないしゃべり方になっていた。これまで呂律《ろれつ》が回らないことはなかったので、父親は「薬のせいではないか」と思った。だが、主治医から投薬内容は知らされず、代わりに医療保護入院への切り替えと、個室を使用するための同意を求められた。父親は「病状がもっと悪化すると同室の患者に迷惑がかかる」と考えて書類にサインをした。

患者の人身の自由を強制的に奪う医療保護入院の必要性は、精神保健指定医の資格を持つ精神科医のみが判定できる。この資格を得るためには、3年以上の精神科実務経験を含む5年以上の医療実務経験が必要となる。キャリア1年の後期研修医が持てる資格ではない。

N病院には、指導的な立場の精神保健指定医がいたが、医療保護入院を両親に求めたのは「無資格」の後期研修医だった。カルテには医療保護入院を決めた理由を詳しく記すことが求められるが、アキラさん名義の手書きカルテには、主治医の筆跡で「点滴自己抜針　医療保護入院へ切り替え」とあるだけだった。

## 重い副作用の恐れがある処方量の6倍

抗精神病薬はさらに増えて7種類になった。これらの薬の強さを同一基準（CP換算値）で合算すると6000mgになる。致死的な不整脈を招く心臓の異常など、深刻な副作用の恐れが高まる1000mgをはるかに超えていたが、同様の処方が翌日以降も続いた。

7種類のうち2種類は注射薬（セレネースとトロペロン）で、点滴で静脈内に投与された。注射薬は経口薬と違い、肝臓を介さずに体内を回るため、経口薬を基準としたCP換算値よりも薬の影響は大きくなる。特にハロペリドール（セレネースなど）を静脈内投与した場合、不整脈や突然死の危険性が高まるとされ、FDA（米国食品医薬品局）は2007年9月、「ハロペリドールは筋肉内注射のみが承認されている。静脈内投与は承認されていない」との警告を医療従事者に出した。だが日本では、拘束した患者への静脈内投与が目立つ。

アキラさんへの静脈内投与は、以後、肺炎などの疑いで一時見合わせた27日以外は毎日続いた。セレネースは1日30mg前後（添付文書が示す用量は1日5～10mg）、トロペロンは1日8～24mg（添付文書が示す用量は1日4～8mg）使われた。この2種類の薬の用量は、医師の判断で「適宜増減」が認められるが、添付文書の記載を超える場合は特に慎重な対応が求められる。例えば、セレネースの添付文書にはこうある。

**〈用法・用量に関連する使用上の注意〉**
**本剤を増量する場合は慎重に行う**（本剤の急激な増量により悪性症候群が起こることがある）。

悪性症候群とは、筋肉の硬直や頻脈、血圧変動、発汗、嚥下《えんげ》機能の低下などとともに高熱が続き、薬をすぐに中止して適切に対処しないと、意識障害、呼吸困難、脱水症状、急性腎不全などに移行し、死亡することもある深刻な副作用だ。悪性症候群に至らなくても、抗精神病薬の大量服薬を続けると、筋肉のこわばりや手足の震え、呂律が回らない、眼球が上転《じょうてん》する、などの症状が現れる。そわそわと落ち着きがなくなったり、薬の影響で興奮や不安などの精神症状が強まったりすることもある。21日未明、アキラさんは大声を上げたり、暴れたりして身体を拘束された。

21日午後。両親に「僕どうなるの。何をされているの。家に帰りたいのね」とおびえた様子で訴えた。「先生や看護師さんの言うことを聞いていれば、すぐ帰れるから」となだめるしかなかった。長期の薬物治療の影響で、手の震えは入院前から多少あったが、手首から先の震えがかなりひどくなっていた。呂律が回らずしゃべるのが辛そうで、眼球が上を向く眼球上転が起こっていた。この状態は以後、ずっと続いた。

23日午後。薬の影響でのどの渇きをしきりに訴え、「この次はポカリスエットを1・5リットル持ってきて」と求めた。

26日午後。呂律が回らず、非常にゆっくり話さないと言葉にならない。熱が高く、顔をしかめて苦しそうだった。ポカリスエットをストローで少し飲んだ。「お兄さんに〔自分の入院を〕知らせたの？」と聞いてきたので、父親が「知らせたほうがいいの？」と問うと「いや、知らせなくていい」と答えた。これが父親とアキラさんの最後の会話になった。

28日午後。うとうとする傾眠《けいみん》が強まった。午後7時、母親が面会を終えて帰ろうとすると「お母さん帰らないで。そばにいてくれ」と2回叫んだ。抗精神病薬はこの日も7種類使われ、点滴だけでも添付文書の記載をはるかに上回る量（セレネース25mg、トロペロン20mg）が投与された。

午後10時30分、看護師が定期的な観察のため入室すると、アキラさんの心肺はすでに停止していた。当直の医師らが駆けつけ、心臓マッサージと血管収縮薬エピネフリンの注射で蘇生したが、意識は戻ることはなかった。12月に別の病院に転院したアキラさんは、翌年3月18日に死亡した。死亡時の病名は蘇生後脳症だった。

アキラさんの心肺はなぜ止まったのか。父親が何度問うても、主治医は「原因不明」と繰り返すだけで謝罪の言葉もなかった。N病院の対応もお粗末で、患者が「原因不明」で心肺停止に至ったのに、原因を究明しようとしなかった。

アキラさんが転院先で死亡する1ヵ月前、業を煮やした父親はN病院を訪れ、医事課長に尋ねた。「事故の調査は行わないのですか」。課長は言った。「現場からの申し出が上がってくるか、訴訟にでもならない限り行いません」。真相を知るためには、もう訴訟の道しか残されていなかった。

**裁判所の無理解**

2009年夏、両親は主治医と病院に慰謝料などの損害賠償を求め、東京地裁に提訴した。両親は、多剤大量投薬とずさんな身体管理によってアキラさんの心肺停止が引き起こされ、致命的な脳障害を負ったと主張した。父親からの依頼で投薬記録などに目を通した大学病院名誉教授は「抗精神病薬などの過量投与で呼吸抑制が起こったと推論することが妥当」との意見書を書いた。鎮静作用のある薬の量があまりにも多過ぎて、呼吸中枢まで抑制されたというのだ。

一方、主治医は法廷でこう主張した。「私がとったやり方はラピッド・ニューロレプティゼーション〔rapid neuroleptization〕という方法で、1970年代から行われている。最初に高用量の薬剤を投与して、いかに短期間で幻覚妄想状態、すなわち急性期を乗り越えさせてあげるかというところに主眼を置いた。特に大量の薬がいったというふうには考えていない」

30年以上前に提唱された「ラピッド・ニューロレプティゼーション」なるものはアキラさんには効果がなく、副作用ばかりが強まった。だが、主治医は多剤大量投薬を継続した。なぜなのか。主治医は「ある程度の〔薬の〕血中濃度を保ったら、今度は期間を延ばすしかない。これを1週間、2週間延ばしていって、落ち着いていくのを待つしか方法はない」と説明した。落ち着かなければ何ヵ月、何年でも続けるつもりだったのだろうか。

この訴訟では、大学病院の精神科医3人が東京地裁の依頼で鑑定を行った。

M医師は「心肺停止の原因は、抗精神病薬の多量投与によるQT延長症候群ないしは呼吸抑制が一般的な知見なので、本件においてもこれらのいずれかで考えるのが通常の考え方である」とした。QT延長とは心電図に現れる心拍の異常を指し、心筋の働きが不安定になって立ちくらみや失神が起こる。抗精神病薬などの薬を大量服用すると発生頻度が高まり、致死的な不整脈が起きて死亡することもある。

2人目のS医師は「抗精神病薬の多剤併用に加えて、複数の抗てんかん薬（特に呼吸抑制作用の強いフェノバルビタール）、睡眠導入剤が投与されていたことからすると全身状態の悪化から呼吸抑制を来たした可能性は否定できないが、診療録等の情報からは確定は困難である。QT延長症候群については可能性を否定できないが、本件心肺停止の近接する時期での心電図測定がされておらず、これが生じていたかは不明である。全身状態の悪化に加えて、抗精神病薬に起因する複合的な作用により本件心肺停止が生じた可能性もあり、最終的な引き金となった原因を特定するのは非常に難しいと思われる」などとした。

精神科関連の訴訟では、カルテ表記や検査がずさん過ぎて体調悪化や死亡の原因を特定しきれず、結果的に医師の責任が問われないケースが少なくない。アキラさんのカルテは、19日から26日までで1ページしかない。入院した19日は「多弁　多動」だけ。22日は「おちついた　昨夜はすいません　D―ダイマー2・5　弾性ストッキング着用」。23日は「やや興奮」のみ。24日は「stable　便秘」だけだった。

3人目のA医師はこう鑑定した。「本件心肺停止の原因について、構音障害《こうおんしょうがい》、手指振《しゅししん》戦《せん》、眼球上転といった副作用と考え得る症状もあることからすると、抗精神病薬の多量投与によるQT延長症候群ないしは過鎮静による呼吸抑制である可能性はあるが、断定はできない。看護記録上、痰がらみが多く見られ、眠っている時には自力で排痰することができなかったとの記載もある。睡眠中に自力での排痰が困難となり、痰による気道閉塞から呼吸停止を来たし、心肺停止に陥った〔抗精神病薬の影響による気道分泌亢進により気道が閉塞した〕可能性もある。また高熱、CRP上昇、白血球上昇の原因となったものが、本件心肺停止に作用した可能性もある」

2012年12月、判決が言い渡された。上記3人の鑑定は原告有利に働くとみられたが、父母の請求は棄却され、敗訴した。何が救済を阻んだのか。判決文を詳しく見ていこう。

## 幅を利かす「医師の裁量」

まず抗精神病薬と心肺停止の因果関係について、東京地裁はこう判断した。

「抗精神病薬が直接・間接の原因となって本件心肺停止に至った蓋然性《がいぜんせい》が高いというべきであり、本件心肺停止は、投与された抗精神病薬の作用によって生じたものと認めることができる」

薬の影響をはっきりと認めたのだ。だが問題はここからだった。投与量や投与方法について、東京地裁は「本件において投薬の量及び方法について被告に注意義務違反があったとは認められない」とした。心肺停止は薬で引き起こされたものの、統合失調症に抗精神病薬を使うのは当然で、標準的な量をはるかに超える投与量も医師の裁量の範囲内と判断したのだ。精神科訴訟では今も「医師の裁量」という無敵の化け物が闊歩《かっぽ》している。

この東京地裁の判断に影響を与えた鑑定人たちの意見をみていこう。

M医師の見解はこうだ。「被告は患者の精神状態と身体状態を把握した上で、自らの経験則の範囲内の投与量・方法を採っているのであるから、投与量が標準から逸脱しているものの、著しく不適切とはいえず、担当医師の裁量の範囲内であったと考える」。若葉マークの後期研修医でも、裁量だけは一人前ということか。

S医師は少し厳しい見方をした。「複数の抗精神病薬の処方内容を短い場合は1日という短期間で変更しており、効果判定に必要な時間が置かれておらず、薬剤変更の根拠が診療録に記載されていない。統合失調症の患者に対して抗てんかん薬を処方しているのに、その根拠や影響について診療録に記載していないなど、多剤の併用投与に至った過程において不適切さがあったと考える」

だがこうも指摘した。「投与量そのものは、患者が実際に興奮した状態であれば、1日量で本件での投与量を投与すること自体は不適切ではない。抗精神病薬の投与を中止すべき時点があったかという点は非常に難しい。ある程度全身状態を見ながら、抗精神病薬の投与量を変更していく余地はあったのではないかと思われるが、その時点で中止しなかったことが不適切な判断ではない」

A医師の指摘も尻すぼみになった。「セレネースとトロペロンについては、医薬品の添付文書記載の用量を大幅に超過し、多量であることからすると決して適切な量であったとはいえないが、興奮状態などの精神状態の悪い患者に対して、やむを得ず短期間に多量の抗精神病薬を投与することは日常診療においてあり得ることから、投与量だけをもって不適切とは考えない。薬剤の選択において工夫する余地があったと考えられるが、薬剤の投与量としては医師の裁量の範囲内である」

病状悪化で激しく暴れる患者は確かに存在する。こうした患者の急速な鎮静をはかるため、大量投薬の余地を残しておきたい精神科医たちの気持ちは分かる。さらに、精神医療では症状の評価は担当医の胸三寸で決まるため、アキラさんを直接診たことがない鑑定人たちが、主治医の判断の適否にまで踏み込めなかったこともやむを得ない。例えばある主治医が「急速な鎮静が必要なものすごい興奮状態だった」といえば、その判断が正しいことを前提に薬の使い方を検証するしかないのだ。

だが根本的な疑問が残る。大量投薬後に強まったアキラさんの興奮は、本当に病気の悪化によるものだったのかという点だ。

不適切な対応と大量投薬の副作用で患者を興奮、混乱させ、鎮静のためにさらに大量の薬を投与する。そして事故が起こると「病気の悪化でやむをえなかった」という。そうした稚拙《ちせつ》な詭弁《きべん》や屁理屈が精神医療ではまかり通ってきた。アキラさんの興奮は、本当に大量投薬で引き起こされたものではない、と言い切れるのか。

アキラさんが大声を出すなど興奮し始めた入院2日目の状態について、意見書を書いた大学名誉教授は「高力価の抗精神病薬の過剰投与によって起こる、せん妄状態や錯乱状態に似ている」と指摘した。

## 非常識がまかり通る日本の司法

だが東京地裁は「実際の治療に当たっていた被告及び本件病院の看護師も、統合失調症の悪化と捉えていた」とし、「重篤《じゅうとく》な副作用が生じていたと認めるに足りる証拠はない」と結論づけた。ここでもまた「主治医がそう診ていたからそうなのだ」という論理が展開された。心肺停止という最悪の副作用を認めながら、それよりも起こりやすい興奮などの副作用は認められなかったとする判断は、一般常識では理解しがたい。

東京地裁は多剤大量投薬についても、2007年当時の日本では至るところで行われていたことなどを根拠に「診療当時の医療水準に反するものということはできない」とした。国際的には非常識でも、日本ではみんながやっていたから悪くない、という子どものような理屈だ。

呼吸抑制や心電図異常が生じかねないほどの大量投薬を行いながら、動脈血酸素飽和度(SpO2)や心電図などのモニター装着を行わなかったことも両親は問題視した。東京地裁は「被告には、抗精神病薬の点滴投与を開始した平成19年〔2007〕6月20日以降、少なくとも、SpO2及び心電図の定期的な測定を行うべき義務があり、これを怠った点に、注意義務違反が認められる」とした。

だが、こうした身体管理を行っていれば心肺停止を防げたかどうかについては、東京地裁は「不明」とし、「定期的な測定が行われていなかったことと、心肺停止に陥り、その後、遷延性《せんえんせい》意識障害となったこととの間に因果関係を認めることはできない」と結論づけた。

両親は控訴し、2013年、舞台は東京高裁に移った。ここで父母らは、精神科訴訟の真の敵を目の当たりにすることになった。

**裁判長の差別発言**

春に行われた第1回口頭弁論の5日前、裁判長から父母の弁護士に事前の相談電話があった。今後の訴訟の進め方について意見を交わすうちに、裁判長が突然言った。

「もともと救済の必要性に疑問がある」

アキラさんの死が裁判による救済に値しない出来事だというのだ。ちゃぶ台をひっくり返すような発言に弁護士は驚き、反論した。「入院しなければこんなことにはならなかった」。すると裁判長は胸の内を露骨に明かした。

「だって統合失調症なんでしょ。もっとひどいのでも棄却されている。精神科はこんなのがよくある」

そして東京高裁でも請求は棄却され、両親は最高裁に上告した。２０１３年10月末現在、裁判は続いている。父親は語る。「息子は常軌を逸した投薬のために亡くなりました。それなのに私たちが負けてしまったら、精神医療も患者への偏見も、何も変わらないままになってしまう。どんなに不利な状況でも戦い抜きます」

アキラさんの心臓は抗精神病薬の影響で止まった。この薬は神経伝達物質ドーパミンの過剰な働きを抑え、幻覚や妄想を減らす作用があるとされている。だがドーパミンの働きを抑制し過ぎると、手の震えや歩行困難、筋肉のこわばりなど社会生活に支障を来たす副作用（パーキンソン症状などの錐体外路症状）が現れる。１９５０年代後半に登場したクロルプロマジンなど古いタイプの抗精神病薬は、このような副作用が避けがたかった。これに対し非定型と呼ばれる新しいタイプの抗精神病薬は、ドーパミンの抑制を緩やかにしたことでパーキンソン症状などが出にくくなったとされている（血糖値上昇や体重増加などは起こりやすい）。

ＰＥＴ（陽電子放射断層撮影）装置などの最新画像機器を用いた脳科学研究によって、急性期の患者でも脳内のドーパミン（ドーパミンＤ２受容体）を65〜80％遮断すると薬の効果（幻覚・妄想の抑制）が得られることが分かった。しかし遮断率が80％を上回ると、効果は高まらず副作用ばかりが強まることも確認された。抗精神病薬は適量の使用が欠かせないのだ。

こうした原則を考慮せずに抗精神病薬を大量に使うと、ドーパミンがブロックされ過ぎて非定型の長所までも吹き飛んでしまう。これでは高価な非定型薬を使う意味がないばかりか、患者を重い副作用で苦しませることになる。多剤大量投薬で「効果があった」と言う精神科医は、過鎮静などの重い副作用までも「効果」と呼ぶ精神科医なのだろう。

**大量投薬をする医師の論理**

抗精神病薬は多くの種類があり、主成分も異なる。そこで、複数の抗精神病薬の使用量を比較したり、合算したりする時に用いられるのが、アキラさんの訴訟でも引用されたＣ

P（クロルプロマジン）換算値だ。定型、非定型を問わず、薬の強さをすべて最古の抗精神病薬クロルプロマジン相当に置き換えて比較する方法で、例えば、リスパダール８mgはCP換算値８００mg、ジプレキサ10mgはCP換算値４００mgになる。すべての抗精神病薬をこの換算値で正確に比較できるわけではないが、おおよその目安になる。

CP換算値が１日１０００mg以上になると大量投薬とされる。１０００mgを超えると、いらつきなどの精神症状や、筋肉の緊張、震えなどの身体症状が出やすく、突然死を招きかねないQT延長の発生率が急増することが海外の調査で確認されているためだ。

精神科がある全国の病院を対象に、２００９年に私が行った調査（２００８年実績）では、１日１０００mg以上の抗精神病薬を投与する入院患者がいる病院は、回答した１３５病院の約83％（１１２病院）に達し、２０００mg以上も約52％（70病院）にのぼった。精神科の入院患者全体の平均投与量が１０００mgを超える病院も13施設あった。

いずれの病院も、数種類の抗精神病薬を組み合わせて総量が増えており、投与量が一番多い患者は６６００mgだった。２０１２年にも同様の調査（２０１１年実績）を行ったが、公立病院に１万mgの患者がいることが分かった。

こうした病院に大量投薬の理由を聞くと、担当医は決まってこう答える。「確かに多いですが、患者さんはこの量に慣れているため、減らすとかえって悪化してしまう。減薬は

入院患者に対する抗精神病薬の最大投与量

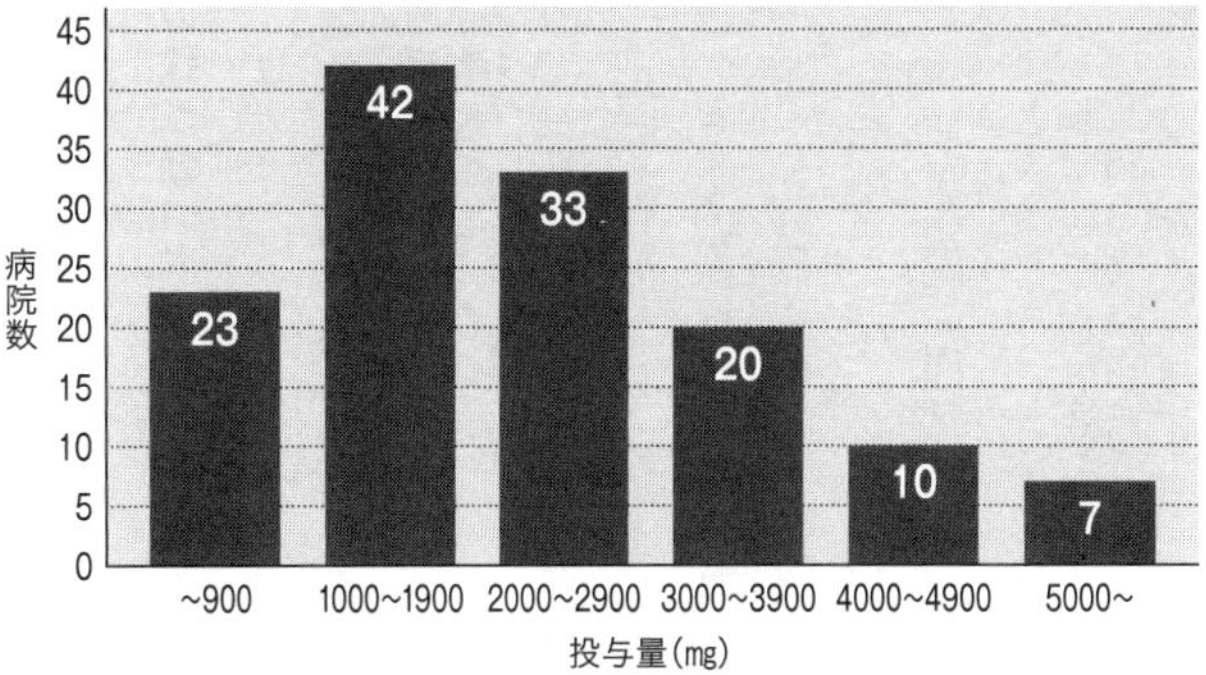


2009年の読売新聞調査で分かった大量投薬の状況（CP換算値）

患者さんのためにならない」。このようなケースは大抵、精神科医に減薬の技術がないため減らせないのだが、命を脅かしかねない大量投薬を何年、何十年も続けておきながら「患者のため」と言い切る。それで通ってしまうところが、精神医療の恐ろしさと言える。

『生命をつなぐドパミンの物語』（中外医学社）などの著書があり、抗精神病薬の身体副作用に詳しい内科医の長嶺敬彦《ながみねたかひこ》さんは指摘する。「薬の効果を調べる脳の画像検査などから、抗精神病薬が急性期の患者に有効に働く量は、CP換算値で３００～６００mgと考えられています（先に書いた65～80％の遮断率になる量）。それ以上を投与しても効果は頭打ちで、副作用が強まるばかり。過剰な薬の影響でドーパミン$D_2$受容体の感受性が増し、新たな精神症状が現れることもある。再発を繰り返す患者でも800mg以下が好ましい」。だが、このような常識が日本では通じない。
とする。

CP換算値とともに重要なのが、抗精神病薬を1種類だけ使って治療する患者の割合「単剤化率」だ。抗不安薬などの服用薬がほかにあっても、抗精神病薬が1種類ならば単剤とする。

## どの薬が効いているのか分からない

抗精神病薬を複数使うとCP換算値が増え、どの薬がどう効いているのかも分からなくなってしまう。そのため薬の切り替え時期を除き、国際的には単剤使用が原則とされ、欧米や中国、台湾などアジア各国の単剤化率は70〜90%前後で推移してきた。ところが日本では、科学的根拠がないにもかかわらず、複数の薬を組み合わせて使う精神科医が一流職人のように評価された。教授たち自慢のオリジナルブレンドは学生に受け継がれ、出身大学ごとに配合が違うまだら模様の多剤大量投薬が横行した。

こうした状況の異常さを一部の精神科医たちが強く指摘し始めたのは、2000年代に入ってからだった。やがて多剤大量投薬の弊害がメディアでも伝えられるようになり、学会も単剤化に向けた啓発を行うようになった。2009年当時、日本精神神経学会理事長を務めていた小島卓也《こじまたくや》さんは私のインタビューにこう語った。「抗精神病薬は単剤で使うのが国際的な流れになっており、基本です。複数の薬を使うと、どれが効いたのか分からなくなってしまうからです。現状では、医師がそれぞれの経験に基づいて薬を出しているため、薬の使い方が異なり、患者や家族の不信を招いています。薬の適切な使い方を示す学会独自の治療指針作成を進めたいと思っています」

ところが、これまであまりにもずさんな投薬を続けてきたため、分かっていてもやめられない病院が多い。学会や講演会でしきりに単剤化を勧めている精神科医の勤務先が、著しく単剤化率が低いということも珍しくない。言っていることとやっていることがあまりにも違う言行不一致現象は、精神科の世界では珍しくない。

２００９年に私が行った精神科アンケート調査（２００８年実績）では、入院患者の単剤化率は平均44％で、30％台の病院が最も多かった。この結果は読売新聞の朝刊企画「病院の実力　精神科」に掲載した。病院名と単剤化率を一覧表で示す試みはこれまでになく、大きな反響を呼んだ。

単剤化率83％の病院では、記事が載った8月の新規患者数が前年同月の25％増加となった。事務部長は「病院の取り組みが評価されたことは素直にうれしい。しかし、受診者の増加が他の病院の過剰な投薬の結果かと思うと暗澹《あんたん》とする」と語った。

## 単剤化率100%の病院も

精神疾患で入院した妻を持つ埼玉県の男性は「担当医が代わり、最初は1日2錠だった薬が35錠になった。容態がどんどん悪くなる」と電話で焦りを明かした。診断名も、うつ病、双極性障害、統合失調症とコロコロ変わったという。抗精神病薬や抗パーキンソン薬の過剰投薬で起こった幻覚や妄想を、症状悪化と決めつけられた典型的な誤診例のようだった。男性は「記事で単剤化率という言葉を初めて知った。主治医を信じていたが、もっと情報を集めて早く疑問を持つべきでした。単剤化率の高い病院に相談したい」と話した。

２０１２年に改めて行った精神科アンケート調査（２０１１年実績）では、単剤化率は平均50%に上昇した。だが、一向に変わる気配を見せない問題も浮き彫りになった。回答率が20%と相変わらずの超低空飛行だったのだ。総合病院の大半は回答したが、アンケート対象病院の多くを占める精神科病院がほとんど回答しないため、このような低率になってしまうのだ。

回答しない理由を日本精神科病院協会の役員に聞くと「協会のホームページに各病院が情報を掲載しているので、それで十分だと考えている」とのことだった。協会のホームページにある各病院の情報は、開設者名や病床数などだけで、治療実績は何も書かれていない。治療実績の公開が強く求められ、多くの一般病院がそれに応じている時代に、なぜ時代錯誤な姿勢を続けるのだろうか。外光を拒み、闇の中に閉じこもっていると、精神科病院に対する社会の不信感はさらに強まるだろう。

だが、中には目覚ましい改革を進めている精神科病院もある。その一つが福岡県久留米市の「のぞえ総合心療病院」だ。重症の救急患者を多く受け入れているにもかかわらず、単剤化率は2011年、2012年とほぼ100%で、2011年の入院患者の平均CP換算値は480mg、投与量が一番多い入院患者でも1000mgだった。

各患者の了解を得て、病室前に使用中の薬の一覧を張り出し、医師同士が処方内容を互いに確認し合える仕組みを作ったり、患者グループと医療スタッフが意見を毎週交換し合ったりするなど、様々な院内改革の成果が数字に現れてきたという。理事長の堀川公平《ほりかわこうへい》さんは「副作用低減や早期退院を最優先に考えていたら、単剤化率が結果的に100%になった。病棟でも患者の表情が生き生きとしてきた」と話す。

薬の使用量は、軽症者だけを入院させたり、電気ショックを乱発したりしても抑えられる。そのため病院の評価は、治療内容を総合的にみることが大切だが、単剤化率の高い病院はほかの薬の使用にも慎重な傾向があり、単剤化率が精神科の実力の一端を示すことは間違いないだろう。情報公開の意欲がない精神科病院には、国が公開を強く求めるべきだ。

2013年10月、厚生労働省研究班は抗精神病薬の減薬ガイドラインをインターネットで公開した。薬の品目ごとに、週単位で安全に減薬できる量を示したもので、多剤大量投薬を是正する第一歩として注目される。その一方で、抗精神病薬は今後、処方数が日本でさらに増える可能性がある。すでに米国では、うつ病や不安障害、小児双極性障害、自閉症などに対しても抗精神病薬が多く使われ、生活習慣病などの薬と肩を並べる有望な品目になっている。2012年10〜12月には、大塚製薬の抗精神病薬エビリファイの販売金額が米国の全処方箋医薬品中で1位になった。エビリファイは日本でも「うつ病・うつ状態の補助療法」として、2012年9月に効能追加の申請が行われ、既存治療で十分な効果が認められない場合の使用が2013年6月に承認された。治療の選択肢増加は悪いことではないが、過剰投薬や副作用への対応の遅れが懸念されている。

**抗うつ薬で性機能障害**

抗うつ薬にも目を向けてみよう。「副作用が少ない」と盛んに宣伝されてきたSSRIにも、眠気や口の渇きなど様々な副作用がある。セロトニンが過剰になって不安や発熱、震えなどを起こすセロトニン症候群が生じたり、服薬を急に止めると不安感やめまい、不眠などの中断症候群(離脱症状)が現れたりすることがある。長期間飲み続けると、患者の精神的負担を増やしかねない副作用が高頻度で発生することも分かってきた。

杏林大学准教授の渡邊衡一郎《わたなべこういちろう》さんらが、抗うつ薬の服用者１１８７人を対象に行った２００８年の調査では、射精障害や性的感覚の衰えなど、性機能障害の発生率が27・３％にのぼった。だが対処法がなく「我慢している」との回答が目立った。性機能障害の副作用に敏感な海外の調査では、さらに高い発生率が示されている。

典型的なうつ病患者は「私は役に立たない」「愛されていない」と考える傾向が強い。このような人に副作用の性機能障害が現れると孤立感や無力感が深まり、うつ病自体が悪化する恐れがある。抗うつ薬を減薬したり、別の抗うつ薬に変えたりすることで多くは対処できるとされるが、見逃されたまま悩みを深め、さらに状況が悪化する患者が少なくない。過剰診断と不適切投薬で性機能障害が起こり、その後も回復せず苦しみ続ける患者もいる。

## 生活と仕事の悩みに３種類の薬を処方

２０１１年夏、関東地方に住む30代の調理師トミオさん（仮名）は、実家の近くで精神科医が開業した心療内科クリニックを受診した。

この2年前に念願のレストランを開き、妻と二人三脚で頑張ってきた。常連ができ、経営がやっと軌道に乗り始めた２０１１年春、妻が突然姿を消した。「僕が浮気したわけでもないし、ひどいけんかをしたわけでもない。まったく理由が分からない」とトミオさんは語る。だが妻は、トミオさんが店であれこれと指図することなどに嫌悪感を抱いたようで、急に離婚を迫ってきた。

店はバイトを雇う余裕がなく、調理も会計も仕入れも一人で続けた。だが、どう頑張っても物理的に限界があり、手際の悪さに客足が遠のいて8月には資金繰りに行き詰まった。モヤモヤした気持ちばかりが膨らみ、「気持ちを切り替えられるアドバイスがもらえるのではないか」と期待して受診したのが心療内科クリニックだった。

院長は40代とみられる男性で、トミオさんが妻との問題や店のことを簡単に話すと「夜眠れていますか」と質問した。「睡眠は全然問題ないです」と答えると、「じゃあ軽めの薬をちょっと飲んでみませんか」と勧めてきた。薬を飲むことなど想定していなかったので「薬ですか」と聞き直すと、誘い文句を重ねた。「副作用は軽いので、ちょっと試しに飲んでみませんか。気持ちを立ち上げてくれるので」

ベンゾジアゼピン系抗不安薬レキソタン、ベンゾジアゼピン系抗てんかん薬リボトリール、抗精神病薬ドグマチールの計3剤が1ヵ月分、いきなり処方された。

期待したカウンセリングはなく、代わりに多種大量の薬が出てきたので戸惑ったが、「店の営業や離婚の手続きで目一杯だったので、薬のことを調べる余裕はありませんでした。きちんと飲んでいれば悪くなることはないだろうと、軽く考えてしまった」。飲むと「ふわふわとのぼせたような感じでボーッとなった」。それで店の状況が好転するわけもなく、10月いっぱいで閉店に追い込まれ、実家に戻った。

## そして人生が暗転

2回目の受診で、ドグマチールが4環系抗うつ薬ルジオミールに変わり、さらに次の受診でルジオミールがSSRIルボックスに変わった。3剤の服薬を続けるうちに「喜怒哀楽などの感情も、食欲も、趣味などの楽しみも、あらゆるものがなくなっていった。絶望感ばかりがこみ上げてきた」という。起きあがる気力もなくなり、実家で寝たきりになった。

だが、まだ考える力が残っていたのは幸いだった。「うつ病でも不眠でもなかったのに、薬を飲み出してからおかしくなった。何かおかしい。このままだと廃人まっしぐらじゃないか」。横たわった状態で携帯電話を操作し、薬の情報を調べ始めた。抗うつ薬などの薬害情報が次々と目に飛び込んできた。

「これはえらいことになった」。自らの判断で服薬量を減らし、2012年4月初めにはすべての薬を断った。すると極度の落ち込みや倦怠感が和らいできた。だが性機能は低下したままで、アダルトビデオを見ても射精ができずショックを受けた。

もう信用はしていなかったが、4月半ばにクリニックを受診し、性機能障害の副作用について尋ねた。すると院長は「それはよくあることで元に戻るから」と答え、いつものように「じゃあ薬出しとくから」と言葉を続けた。「いいです」と拒否して席を立ち、「え、いいの!」という感嘆符付きの言葉を背に受けて診察室を出た。

トミオさんの射精障害はその後も続き、2013年春までに泌尿器科を3ヵ所受診した。1ヵ所目はED(勃起《ぼっき》不全)治療薬を勧めてきたので断った。2ヵ所目と3ヵ所目の医師は、抗うつ薬の副作用が発端となった性機能障害と判断したが、「薬をやめると短期間で回復するはずだ」とし、トミオさんの障害を心因性とみて精神科受診を勧めてきた。

「また精神科に行くなんて冗談ではない。薬をやめても障害が長く続く患者はいる。医師たちは、やめればすぐに治まるはずだという思い込みで患者に接し、原因を患者の心のせいにする。今度精神科に行ったら本当に廃人にされてしまう」とトミオさんは憤る。

断薬後、トミオさんは体力を戻すための運動や、新たな仕事に就くためのアルバイトを始めたが、体調は以前のようには戻らず、2013年に入ると不眠や胃腸障害などに立て続けに襲われた。

「薬を飲むまでは健康で、不眠に陥ったこともなかった。病気ではない人を病気にしてしまう精神医療のトラップに私はまんまとはまってしまった。今はもう絶望感しかない」

薬をやめてからの体調不良を、薬の直接的な影響とみることはできない。だが、トミオさんはなぜ苦しみ続けなければならないのか。安易な大量投薬が、トミオさんの人生をマイナス方向に激しくねじ曲げたことは間違いない。

**依存性の高い薬を子どもに投薬**

抗うつ薬や抗不安薬などの安易で過剰な投与は、子どもに対しても行われている。近畿地方に住む20代の男性マサキさん（仮名）は、児童養護施設にいた時の投薬で深刻化した睡眠障害に苦しんでいる。

施設に入ったのは小学4年の時。母親の虐待が原因だった。母親は普段は優しいのに、怒ると豹変《ひょうへん》した。「このままではこの子を殺してしまう」と、母親が自らマサキさんの入所を決めた。

1年後、母親のもとに戻ったが再び虐待が始まり、小学6年から高校卒業までマサキさんは施設で過ごした。母親は後日、自ら命を絶った。

施設では陰湿ないじめを受けた。逃げ場はなく、耐えるしかなかった。中学の時、頭にモヤがかかったような状態になり、眠れなくなった。長くても1日2時間ほどの睡眠が半年続き、体が悲鳴を上げた。

施設の職員に相談し、嘱託の精神科医の診察を受けた。「眠れないんか。何かあったの？　落ち込むこととか」。落ち込むことはあまりにも多過ぎたので言いよどんでいると、「じゃあ薬出しとくね」。2分とかからなかった。

処方されたのは抗不安薬だった。常用量でも長期間飲み続けると依存状態になり、服薬中止が困難になる恐れがあるベンゾジアゼピン系の薬だった。

この薬を飲むと確かに寝られた。だが同時に吐き気やめまいに襲われた。「これは副作用なのだろうか」。2度目の受診でめまいなどの症状を伝えたが、聞き流された。床につく直前に薬を飲んで症状をやり過ごそうとしたが、やがて薬の効果が落ち、夜中に目覚めてしまうようになった。

高校生になると、自分の判断で別の精神科に行った。しかし、やはり診察時間は短く、抗不安薬や睡眠薬が出るだけだった。薬を飲んでも「モヤモヤとしたもの」は晴れず、肩こり、吐き気、ひどい不眠が続いた。

「気力だけで高校に行く毎日」だったが、成績は優秀だった。早く自立するため大学には行かず、就職した。だれもが知る大企業でうらやましがられたが、睡眠障害はさらにひどくなり、仕事中、うっかりミスを繰り返した。ほとんど寝ていないので倒れそうになることもたびたびあった。人の命にかかわる業務を担当していたので、集中力低下は致命的だった。就職して1年、退職届を出した。

マサキさんは以後、福祉関係の作業所で軽作業をするようになった。しかし、生活していける賃金ではなく、生活保護を受給した。こじれてしまった睡眠障害さえなければ、社会でもっと活躍できたはずなのに。

## 安易な受診の勧めが招く悲劇

児童養護施設の子どもたちは様々なトラウマを抱えている。施設の職員は児童心理などの勉強をして支援を続けているが、対応しきれず、専門家の力が必要になることがある。だが頼った先が、薬を出すことしかできない精神科医だと、子どもの心に深く刺さったトラウマのトゲは抜けず、処方薬依存や副作用で未来が暗転してしまう。

マサキさんは振り返る。「モヤモヤした気分がひどくなった中学の時、一番求めていたのは施設外のだれかに話を聞いてもらうことでした。でも、そんな機会はまったくなかった」

教育現場では、精神科との関係を問い直す動きが出始めている。学校から精神科につながった子どもたちが、突然死するケースなどが発生しているためだ。

ある子どもは、落ち着きのなさなどからスクールカウンセラーを経て精神科を受診した。服薬を始めるとひどく暴れるようになり、さらに薬が増え、突然の心停止で死亡した。また別の子どもは、なんの予兆もなく自殺した。

この子らの死と、精神科治療との因果関係は不明だが、受診にかかわった養護教諭は自責の念を募らせている。死亡には至らなくても、精神科受診を境に子どもの状態が悪化するケースは少なくない。

**教育関係者に広がる不安**

患者や家族からセカンドオピニオンを求められることが多い精神科医も「最近、教育関係者からの相談が増えている」と指摘する。

関東地方の中学に通っていた女子生徒は、友人の言葉で過度に傷ついたり、泣き出したりするなど情緒不安定になり、不登校に陥った。養護教諭らの勧めで精神科病院を受診し、「友達に悪口を言われている」「仲間はずれにされる」などと打ち明けた。これを被害妄想と決めつけられ、「統合失調症」と診断されて抗精神病薬などが処方された。

服薬を続けるうちに体調が悪化して入院し、何日も高熱が続いた後、死亡した。女子生徒の死後、養護教諭からの相談電話で事情を聞いた先の精神科医は「悪性症候群の可能性が高い。適切な処置がなされずに亡くなったのではないか」とし、「初潮を迎える時期にホルモンバランスが乱れ、精神的に不安定になることはよくある。それを統合失調症と診断し、大量の薬を出すような診療能力ゼロの医者が精神科ではますます増えている」と嘆く。

別の中学の養護教諭からも、この精神科医に相談があった。情緒不安定で精神科につなげた女子生徒が自殺したという。統合失調症と診断され、抗精神病薬と抗うつ薬を服用するうちに起こった悲劇だった。遺書はなく衝動的な自殺だった。精神科医は「極めて不適切な投薬で衝動性が高まり、自殺に至った可能性が捨てきれない」と見ている。

「子どもを精神科につなげて、それで終わりにしないでください。精神科でよくなる子もいれば、変わらなかったり、調子が悪くなったりする子もいる。いろいろなケースがあるので手を離さず、おかしいと思ったら必ず別の医療機関でセカンドオピニオンを受けるよう促してください」

京都大学大学院准教授の木原雅子《きはらまさこ》さんは、毎年講師を務める養護教諭の研修会でそう呼びかけている。

だが、セカンドオピニオンを実行するのは容易ではない。子どもをきちんと診られる精神科医は非常に少なく、評判のいい医療機関は数ヵ月待ちの状態が続く。簡単には受診できないのだ。地方では子どもに対応してくれる医療機関がほかになく、精神科医を選べない状況もある。「おかしいと思っても、医師に意見を言ったら二度と診てもらえなくなることもある。学校の立場は弱く、専門家ではない私たちが投薬に口を挟むこともできない」と明かす養護教諭もいる。

**知名度の高い児童精神科病院でも……**

「現状では、セカンドオピニオンは絵に描いた餅と言われても仕方がない」と木原さんも分かっているが「子どもたちを過剰な投薬から守りたい」と呼びかけを続けている。

木原さんの強い思いには理由がある。関東地方の医療機関でがん研究に打ち込んでいた頃、家によく遊びに来ていた当時小学生のアイコさん（仮名）が、精神科での長期治療を経て重い障害を負った苦い経験があるのだ。

アイコさんは小学校高学年の頃から学校を休みがちになった。家庭で父親の浮気が発覚し、もめ始めたことが影響したようだった。

中学に入学して間もなく、アイコさんは汚れてもいないのに手を洗い続ける強迫性障害に陥った。頭に焼き付いた「父親は汚い」というイメージがアイコさんを蝕《むしば》んだのだ。

それでも木原さんの家にはよく遊びに来て、勉強を教えたこともあった。「私、バカだから」がアイコさんの口癖だったが、成績が悪いのは学校を休んでいたためだった。「将来は女優になれるくらい、かわいい顔をした子でした。勉強もやればできる子だった」と木原さんは振り返る。

強迫性障害は精神科に通院するうちに軽くなったが、男性不信の矛先は幼い弟に向かった。暴力を振るい、精神科病院に入院した。

間もなく両親は離婚した。精神科医は、アイコさんの精神的混乱の原因は母親にあると指摘し、追い詰められた母親は自殺未遂をした。病院を退院したアイコさんは祖母の家に身を寄せたが、精神的な混乱が続いて入退院を繰り返し、そのたびに状態が悪化した。

アイコさんは入院中、木原さんの家にたびたび電話をかけてきた。「おばちゃん、今日はね……」。10円玉がなくなるまで、その日感じたことなどを話し続けた。同年代の女の子たちと何ら変わらなかった。

その言葉が、入院が長引くにつれて聞き取りづらくなった。大量の薬の影響なのか、呂律が回らないのだ。それでも木原さんは慎重に聞き取って対応した。

「今度、おばちゃんのうちに遊びに来てね」

「うん、行きたい。でも、ずっと外出許可が出ないから」

さらに日が経つと、話の内容が支離滅裂になり、分からなくなった。「これはおかしい。病気というより治療の影響もあるのではないか」。木原さんはそう感じたが、アイコさんが入院していたのは全国的に知られた児童精神科病院だった。「親ではなく、精神科医でもない私が口を挟むのははばかられた。専門医に任せていれば、いつかよくなるのではないかと思い込んでしまった」

その後も薬物治療を受け続けて大人になったアイコさんは、薬の影響とみられる体の障害などに苦しみ、福祉の支えなしでは生活できない状態に置かれている。

## 高校生女子の6・6%が抗不安薬や睡眠薬を服用

精神科などで処方される薬は、思春期の子どもたちにも深刻な影響を与えている。木原さんらが定期的に続けるWYSH《ウイッシュ》プロジェクト高校生全国調査（2009年）では、高校2年の男子の3%、女子の6・6%が、抗不安薬や睡眠薬などを服用していることが分かった。常用量でも薬物依存に陥るベンゾジアゼピン系薬剤や、それに類似した作用の薬剤が長く処方されているケースが目立った。

子どもの側が大量服薬（オーバードース）を目的に、診断能力の低い医師を利用するケースがあることも全国高等学校PTA連合会などの調査で分かってきた。精神科や内科で「眠れない」「落ち込む」「人前で緊張する」などと訴えると、脳に作用する薬が簡単に手に入るため、これをためて一気に飲むのだ。「オーバードースは一種の自傷行為。リストカットを行うような感覚で大量に薬を飲む子が目立ってきている」と木原さんは危機感を募らせる。

心の不調を訴える子どもは確かに増えている。木原さんは「一日に保健室を訪れる子どもの数は、平均30～40人にもなる。50人を超える学校もあり、養護教諭の対応の限界を超えている。子どもをすぐに精神科につなげたり、以後のフォローがしにくかったりする背景には、そうした事情もある」と指摘する。だが、教育的な支援を差し置いて精神医療が優先されると、これまで取り上げてきたような様々な問題や悲劇が生じかねない。

木原さんは子どもたちの心の不調が深刻化する前に、教育的な支援を行う一次予防対策に力を注ぎ始めた。「ストレスに弱くなった」とされる現代の子どもたちをどう支えればいいのか。

「今の子どもたちは、友達とのトラブルまで教師に仲裁を求めるような指示待ちの姿勢が非常に目立ちます。こうした子どもたちは、自己決定力や自己解決力が弱く、自己肯定感も低いため、ささいな問題でもストレスを抱えてしまう。家庭とも連携しながら、子ども自身の力を育む教育のあり方を考え、実践していきたい」

## 子どもの服薬を促す製薬会社

第3章でふれたが、薬の予防的な投与で精神疾患の発症を確実に防げるほど、精神医療は進んでいない。発症直後の早期投薬で、病気の予後を改善できるかどうかも分からない。病気がこじれる前に必要な支援を行う体制づくりは重要だが、薬物偏重の対応では事態をさらに悪化させかねない。

10代後半から20代で発症する統合失調症は、「前兆の段階」でとらえて早期の薬物治療を行うと脳の萎縮が抑えられるという報告がある。一方、抗精神病薬を長期服用すると脳の萎縮が進むという報告もある。現状では「前兆の段階」を正確に割り出すこともできないため、早まった医療的介入を行うと、病気ではない子どもたちに一生消えない深刻な障害を与える恐れがある。

うつ病キャンペーンの只中には、子どもの「うつ病」を広めようとする動きが強まった。発達途上で環境に影響されやすく、感情の起伏が大きくなりがちな子どもに安易に「うつ病」のレッテルを貼ってよいわけがない。軽い落ち込みは時間とともに回復し、深刻なケースでも、優先すべきは環境調整やカウンセリングとされている。薬物治療はあくまで最終手段だ。

しかし驚くべきことに、製薬会社と連携して子どもの「うつ病」や「早期投薬」を声高に主張する精神科医が現れ、一部メディアがこれを無批判に取り上げた。そして、子どもへの抗うつ薬投与がジワジワと広がっていった。

2012年7月、新聞など多くのメディアが米国のニュースを伝えた。

米司法省は2日、医薬品の不正販売などに絡み、英製薬大手グラクソ・スミスクラインが30億ドルの罰金などを支払うことで合意したと発表した。米国での医療関連の和解金としては過去最高額になるという。

司法省によると、グラクソは、米当局の認可を受けていない抗うつ剤などを販売したほか、糖尿病治療薬の安全性に関する情報を当局に報告しなかったため、米政府と州政府が民事と刑事の両面で訴訟を起こした。グラクソは違法行為を認め、民事上の賠償金20億ドルと刑事上の罰金10億ドルを支払う。（2012年7月3日、読売新聞夕刊）

成人向けに承認されたSSRIパキシルを、18歳未満でも用いるように販売促進を行ったり、糖尿病治療薬の安全性に関するデータをFDAに報告しなかったりしたのだ。このような製薬会社のなりふり構わぬ姿勢はあちこちで表面化している。2013年に日本で表面化したノバルティスファーマの降圧剤ディオバン（バルサルタン）の臨床試験データ操作問題はその典型だ。

2013年3月、厚生労働省は日本製薬団体連合会に指示を出した。SSRIなど新しいタイプの抗うつ薬6種類について、小児などへの投与は慎重に、という一文を添付文書の「使用上の注意」に追記するよう求めたのだ。子どもを対象とした海外の臨床試験で有効性が確認されなかった（偽薬並みの効果しかなかった）ためで、はっきり言えば効かなかったのだ。たとえ効果がある薬でも、子どもへの投薬は慎重に行うのが大原則だが、こうした当たり前のことを説明書に書かなければならないほど、社会は薬偏重になっているということなのだろう。

## 厚労省も憂慮する精神科医の薬物偏重

厚生労働省医薬食品局安全対策課の担当者は「ＳＳＲＩのパロキセチン（パキシル）は、若い人が使用すると衝動性が高まり、自殺念慮や自殺企図が生じる恐れがあることが以前から知られ、添付文書の目立つ位置に慎重投与の記載を入れていました。パロキセチン以外の新規抗うつ薬についても、パロキセチンを例に挙げた注意書きを添付文書に入れていたので、私たちは慎重な処方を行ってもらえると考えていました。ところが、精神科医などの中にはその注意書きを読んで、逆に『パロキセチン以外の新規抗うつ薬は子どもにも使える』と誤った解釈をする人がいたので、正しい認識を持ってもらうため通知に至りました」と話す。

精神科医たちはなぜ、薬の効果を過度に期待し、副作用を過小に見積もるのか。第３章でも書いたが、製薬会社の売り込みを真に受ける医師が多いことが一因になっている。製薬会社と医師、研究者の産学連携は医療の進歩に欠かせないが、過剰なつながりは不正を生む。ディオバン問題のような露骨な研究介入ではなくても、製薬会社はあらゆる手段を使って医師を取り込もうとする。医師の何気ない言動から、適切とは言えない製薬会社とのつながりの一端が垣間見えることもある。

## 医師と製薬会社の日常的なつながり

2010年6月、金沢市の県立音楽堂で開かれた第7回日本うつ病学会総会を例に挙げてみよう。折しも、製薬会社のうつ病キャンペーンへの批判が高まった時期だ。ところがこの総会では、2日間の日程のうち、製薬会社提供の6つのランチョンセミナーと2つのイブニングセミナー、さらにモーニングセミナーまで開かれた。

初日の午前、各会場はガラガラだったのに、昼のランチョンセミナーになると開始15分前には廊下に長蛇の列ができた。みな製薬会社提供の弁当配布を待っているのだ。同時に配られる封筒の中には、薬の広告などとともに製薬会社名を記したボールペンやノートが入っている。

音楽堂の入り口にも、ボールペンなどとともに数社の手提げ袋が置かれ、可愛らしい花柄が入った外資系製薬会社の手提げ袋はすぐになくなった。会員証を首から下げるホルダーも製薬会社提供だった。紐に製薬会社名が入った会員証ホルダーをぶら下げ、製薬会社の手提げ袋の中に製薬会社提供の弁当とボールペンを入れた医師や心理士の姿を患者や家族が見たら、どう思うだろうか。

製薬会社提供のランチョンセミナーなどは、内容も問題をはらんでいる。

ある学会で、薬の副作用に詳しい良心的な精神科医Kさんのランチョンセミナーを聴いた。1時間の講演で最も時間を割いたのは、スポンサーが一番PRしたい双極性障害の薬物療法だった。Kさんは薬品名までしっかり出して、スポンサーが販売するA薬の良好な治療成績を紹介した。これはKさんの臨床経験に基づく実感で、A薬の効果を過剰に報告したということはないだろう。だが、最後に会場から出た質問で問題が露呈することになった。

「私はB薬を使っていますが、これもかなり効くと思います」

Kさんは深く頷《うなず》き、苦笑いを浮かべて言った。

「おっしゃる通りよく効くので私も使っています。ただ今日はスポンサーの手前もあり……」

スポンサー付きの講演とはいえ、一見公平な学術発表の場で、同様の効き目があるライバル薬を無視するのは不適切な態度と言わざるをえない。勉強のために参加した若い医師があ

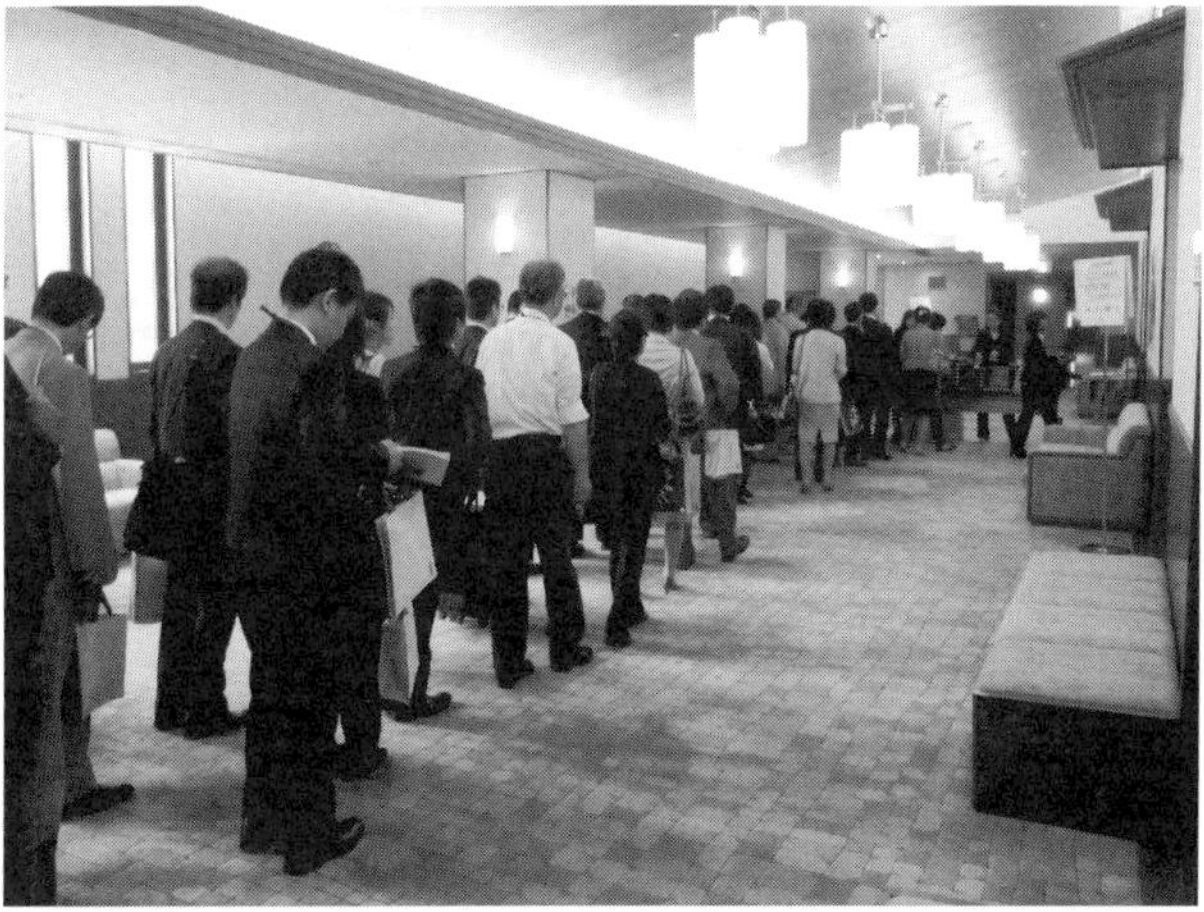

製薬会社提供の弁当配布に行列する学会参加者

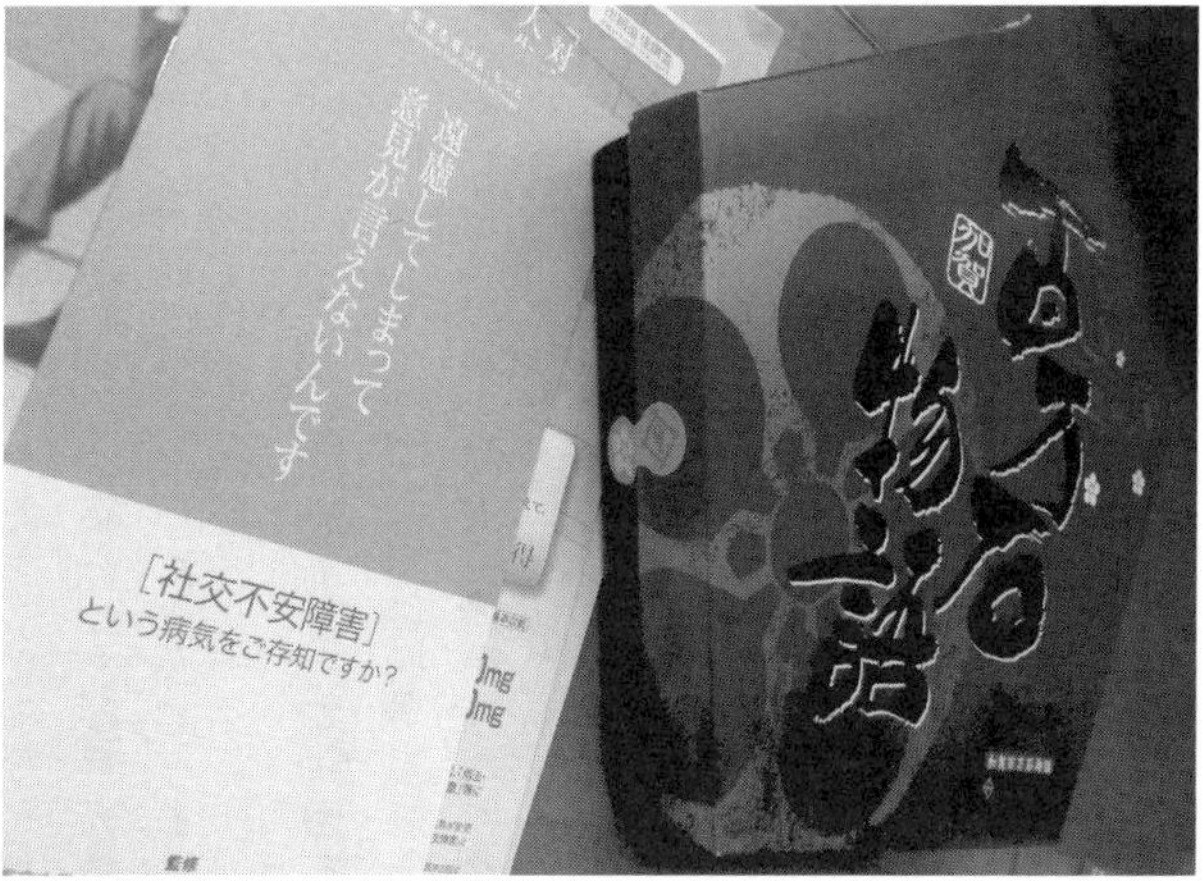


弁当とともに病気や薬の「宣伝」がもれなくついてくる

の発表を聞いたら、例えB薬より薬価が高くてもA薬を優先的に使うようになるだろう。

このような講演では、製薬会社が医師の発表内容にまで細かく口を挟むことは考えにくい。だがスポンサー付き講演では、良心的な医師ですら内容が偏りがちになってしまうのだ。

スポンサーの意に沿わない講演を行ったらどうなるのか。埼玉県の公立病院に勤務する精神科医は「製薬会社提供のある講演で、ライバル社の薬も挙げて効果は同等と話したら、会場にいた関係者が苦い顔をしているのが見えました。以来、講演依頼は来なくなった」と明かす。

医師の講演料は数万〜10万円が相場になっている。高給取りの医師たちが魂を売ってまで欲しがる額ではない。だが、先の精神科医はこう指摘する。

「製薬会社との関係を良好に保っておけば講演依頼が相次ぐようになり、複数回こなせばそれなりの額になる。医学雑誌などの対談でも起用されるようになり、顔が売れて業界内でスター気分に浸ることもできる。自分が学会や研究会を取りまとめる立場になった時、集客や金銭面などで協力してもらえるようにもなる。製薬会社と仲良くしておけば、なにかと有利なのです」

# 第５章　処方薬依存

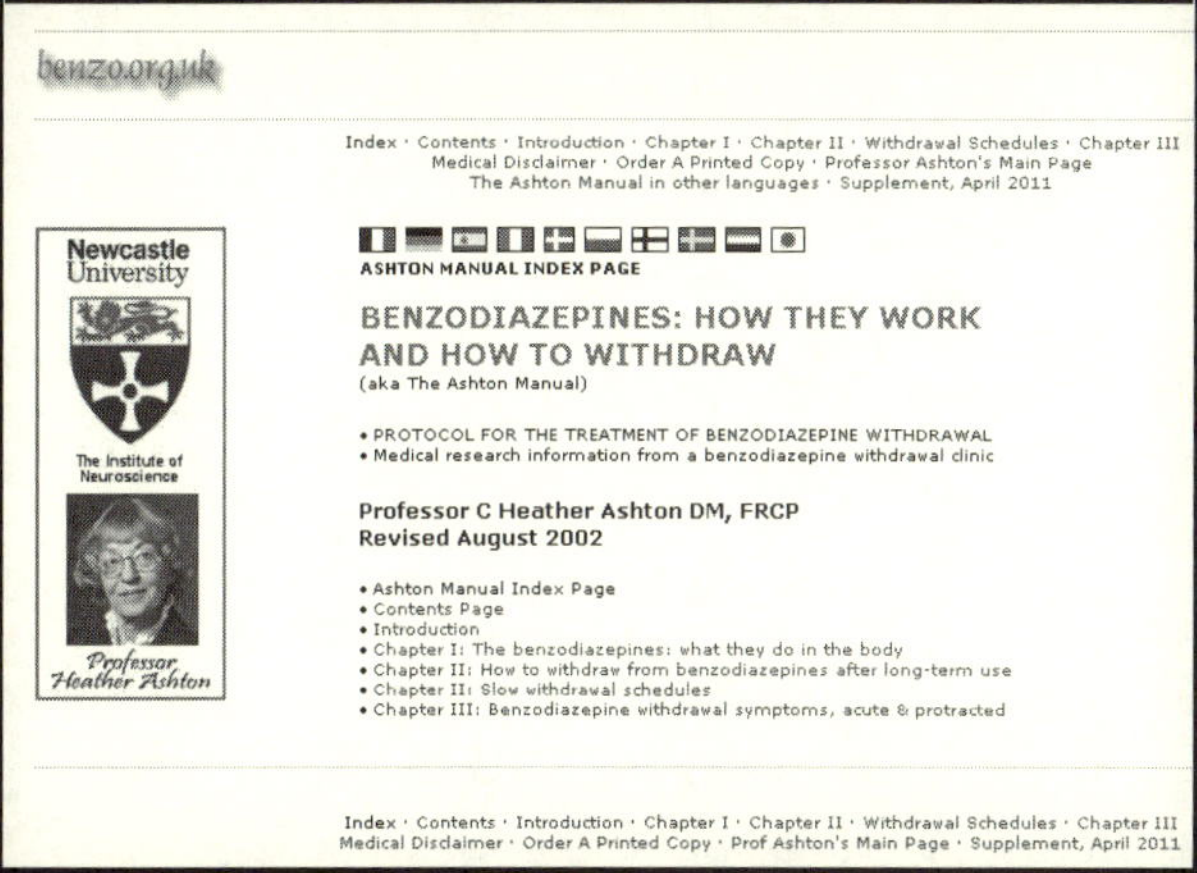
benzo.org.uk
Index · Contents · Introduction · Chapter I · Chapter II · Withdrawal Schedules · Chapter III
Medical Disclaimer · Order A Printed Copy · Professor Ashton's Main Page
The Ashton Manual in other languages · Supplement, April 2011
Newcastle University
The Institute of Neuroscience
Professor Heather Ashton
ASHTON MANUAL INDEX PAGE
BENZODIAZEPINES: HOW THEY WORK AND HOW TO WITHDRAW
(aka The Ashton Manual)
• PROTOCOL FOR THE TREATMENT OF BENZODIAZEPINE WITHDRAWAL
• Medical research information from a benzodiazepine withdrawal clinic
Professor C Heather Ashton DM, FRCP
Revised August 2002
• Ashton Manual Index Page
• Contents Page
• Introduction
• Chapter I: The benzodiazepines: what they do in the body
• Chapter II: How to withdraw from benzodiazepines after long-term use
• Chapter II: Slow withdrawal schedules
• Chapter III: Benzodiazepine withdrawal symptoms, acute & protracted
Index · Contents · Introduction · Chapter I · Chapter II · Withdrawal Schedules · Chapter III
Medical Disclaimer · Order A Printed Copy · Prof Ashton's Main Page · Supplement, April 2011

ベンゾジアゼピンの減薬マニュアルとして世界中で活用されている「アシュトンマニュアル」のトップページ

## 致死量を超える薬物を1回で処方

「精神科が原因の自殺がある。自覚すべきだ」

2013年5月、福岡市で開かれた第109回日本精神神経学会学術総会のシンポジウムで、北里大学病院救命救急センター医師の上條《かみじょう》吉人《よしと》さんが語気を強めた。福岡国際会議場メインホールを埋めた精神科医たちは、厳しい指摘をどう受け止めたのだろうか。

このような場面は既視感がある。精神科関連の学会に救急医が呼ばれ、精神科の不適切処方を厳しく糾弾する光景はもはや定番なのだ。だが、不適切処方はいつまでもなくならない。

相模原市で三次救急を担い、24時間体制で重篤な患者に対応する北里大学病院救命救急センターでは、運び込まれる人の10～15%が自殺企図および自傷行為の患者で、このうち半数（全体の5～7%）を処方薬の過量服薬者が占めている。救急医の奮闘を尻目に過量服薬者を次々と生み出し、処方内容などを問い合わせたくても夜間や土日は電話もつながらない精神科医たちに対し、救急医の怒りは治まらない。

上條さんは、このシンポジウムで二つの事例を取り上げた。1例目は、心臓に影響が出る恐れがある三環系抗うつ薬を大量に飲み、深刻な不整脈を起こした患者で、迅速な救命措置で命は助かったものの、瀬戸際だった。「この患者はうつ病の診断を受け、三環系抗うつ薬が30日分、3g処方されていた。この薬の致死量は体重1kgあたり20mg。体重50kgだと1gで死ぬ量に達する。致死量をはるかに超える薬が1回の処方で出ていたことになる」と上條さんは指摘した。

2例目は20代の女性で、うつ病の診断で大量に処方されたバルビツール酸系の睡眠薬を56錠飲み、低酸素脳症で死亡した。バルビツール酸系は、ベンゾジアゼピン系の睡眠薬が登場するまで盛んに用いられた薬で、依存性も副作用も強い。女性が飲んだ薬の致死量は40錠だった。

大量服薬する患者の多くは処方薬依存・乱用の状態で、複数の医療機関を回って薬を入手している。医療につながりすぎるほどつながっているのに、医師たちはだれも乱用に気付かず(あるいは指摘せず)、まるで乱用の手助けをするかのように依存性の高い薬を長期処方しているのだ。

## 救急医が精神科医に警告

バルビツール酸系の大量服薬は命にかかわるため、処方しない医療機関が増えているが、強力な鎮静効果を求めて使用する精神科医が少なからず存在する。バルビツール酸系、抗精神病薬、抗ヒスタミン薬を配合した強力な睡眠薬ベゲタミンも日本ではよく処方されている。この薬を自宅で飲んで意識を失い、数日間同じ姿勢で倒れていたため筋肉組織の一部が壊れ、血中に溶け出す横紋筋融解症に陥った人を複数取材したことがある。処置が遅れると腎不全で死亡し、救命できても体に障害が残る恐れがある。上條さんはシンポジウムで「バルビツール酸系はなくすべきだ」と繰り返した。このような状況を放置してきた国の姿勢も問われなければならない。

続いて上條さんは、ベンゾジアゼピン系の抗不安薬・睡眠薬の危険性を語った。

「大量に飲むと酒に酔ったようにボーッとすると訴える人が多い。酩酊《めいてい》状態で脱抑制が起きて、人を殺したくなる、自分を傷つけたくなるという人が目立つ。服薬がきっかけでDV（ドメスティック・バイオレンス）が始まるケースもあります」

ベンゾジアゼピン系の抗不安薬・睡眠薬は、バルビツール酸系よりも致死性は低いが、それゆえに長期の大量服薬を続けやすく、自動車事故を招きかねない注意力低下や、自殺、事故、犯罪を引き起こしかねない脱抑制の危険が以前から指摘されてきた。薬の影響で、衝動的な感情や行動を抑える脳のブレーキがきかなくなる恐れがあるのだ。高齢者が服用すると、認知症に似た症状が現れたり、筋弛緩《きんしかん》作用で転倒しやすくなったりする問題もある。加えて依存性の高さが問題になっている。

## 麻薬を上回る依存性がある薬品も

　薬物依存は、主に3つの状態が絡み合って深刻化していく。薬を摂取できないと強い不安が生じ、激しい欲求を感じるようになる「精神依存」と、服用を急に止めたり体内の薬物量が減ったりすると苦しい離脱症状（いわゆる禁断症状）が出現し、その苦痛から逃れるために薬を求めるようになる「身体依存」、そして、薬の効果が次第に弱くなり、同じ効果を得ようとして使用量が増えていく「耐性形成」だ。

　依存症治療に力を入れる埼玉県立精神医療センターが患者に配布する資料では、ベンゾジアゼピン系を中心とした抗不安薬・睡眠薬は大麻やヘロインよりも精神依存と身体依存が生じやすく、耐性形成の生じやすさは覚せい剤と同等と明記されている。

　2012年6月以降、私は読売新聞にベンゾジアゼピン系薬剤の常用量依存に関する記事を繰り返し書いた。常用量依存とは、医師の指示通りに適量を飲んでいても、服用が長期化すると陥る処方薬依存症を指す。常用量依存の陥りやすさには個人差があり、長く飲んでいても減薬が順調に進み、比較的楽に断薬できる人もいるが、減薬中の離脱症状の苦しさに耐えられず、服薬量を戻さなければならない人もいる。薬を止めたくても止められなくなってしまうのだ。常用量依存から処方薬乱用に至るケースも目立つ。

ベンゾジアゼピン系薬剤の依存性の高さは国際的に認知され、海外で同様の記事を書いたら「なにを今さら」と言われそうだが、突出したベンゾ消費大国の日本では事情が違った。注意すべき薬品名を列記した2012年6月の夕刊記事や11月の解説記事は、掲載直後から読者センターの電話がふさがるほどの反響があり、多くの体験談が寄せられた。

50代の女性は「『長く飲んでも大丈夫』と病院で言われている薬ばかりなので、記事を見てびっくりしました。友人もこの中の薬を飲んでおり、記事をすぐに読ませたい」と電話で語った。抗不安薬を1日3回、15年近く飲んできたという70代の男性は「副作用のない薬と言われ、いつも大量にもらい、たくさん飲んできました。減らすと調子が悪くなるので続けてきましたが、医師に相談して飲む量を減らしたい」と話した。

## 国際的にも非常識な投与量

ベンゾジアゼピン系薬剤は、欧米では1970年代に依存性の高さや乱用の問題が表面化し、1980年代には常用量依存の問題が指摘され始めた。そこで、処方期間の目安を4週間未満などとするガイドラインが多くの国で作られた。

しかし、日本ではベンゾの大量消費が続いた。国連の国際麻薬統制委員会は2010年の報告で、人口1000人あたりのベンゾ系睡眠薬消費量が米国の約6倍にのぼる日本を問題視し、「日本の消費量の高さは不適切な処方とそれに関連する乱用に基づくものではないか」と厳しく指摘した。

日本の医師たちはなぜ、国際的な常識に反して「副作用はない」「長く飲んでも安全」などと言い続けてきたのか。まず考えられるのは医師の知識不足だが、ベンゾの依存性や離脱症状の問題は国内でも以前から報告されてきた。1996年には、ベンゾの常用量依存を取り上げた学術論文が発表され、2001年には日本のベンゾ系薬剤の処方件数は欧米の6~20倍にのぼるとの報告があった。問題は以前から指摘されていたのだ。精神科臨床の百科事典ともいえる『臨床精神医学講座』(中山書店)にはこうある。

**抗不安薬・睡眠薬**(ベンゾジアゼピン)

**◎軽度であっても日常生活や社会生活に影響を与える可能性のある副作用については情報を提供する**

**◎薬物依存に関する知識を高めるとともに、離脱症状については具体的な説明が必要である**

漫然投薬を行う医師たちは、こうした指摘が目に入らなかったのだろうか。薬を使うことでしか患者の悩みに対応できないため、警告を無視して投薬を続けたのだろうか。大量に飲んでも死ににくいという意味の「安全」を拡大解釈し、安心しきっていたのだろうか。

## 薬欲しさのために処方箋を偽造する患者も

２０１２年６月、奈良市の38歳の男性が麻薬及び向精神薬取締法違反（向精神薬処方箋偽造）容疑で書類送検された。ベンゾ系のベンザリン（第３種向精神薬）と、非ベンゾ系だが依存性がある睡眠薬を、カラーコピーした処方箋で不正入手したのだ。向精神薬とは、中枢神経に作用して精神面に影響を及ぼす薬を広く指す言葉だが、麻薬及び向精神薬取締法で指定された依存性の高い薬（物質）だけを指すこともある。バルビツール酸系やベンゾ系の多くは、後者の「向精神薬」に指定されている。

奈良県薬務課によると、男性はこの年の２月13日から５月８日の間に、３ヵ所の医療機関（すべて内科）が発行した処方箋を偽造した。これを奈良市などの調剤薬局16店で計28枚使い、ベンザリンと睡眠薬を各７４４錠ずつ、計１４８８錠を不正に入手した。男性は「通常量では足りなかったのでコピーした」という。

男性は若い頃にうつ病と診断され、治療を続けたが不眠症がひどくなり、薬の量が増えていった。奈良県薬務課の担当者は「不眠の悩みだけでなく、薬が減ると体調不良が起こるため、薬を欲する気持ちが強くなったようです」と話す。事件発覚時、男性はすでに1488錠のほとんどを飲み終えていたという。

このような患者は処方薬依存症が疑われる。不正行為を責めるだけでなく、医師の漫然投薬で依存症という病気にさせられた被害者としての検証が欠かせない。薬剤師や調剤薬局の問題については、第6章でふれる。

薬物依存症の中に占める処方薬依存症の割合も上昇している。国立精神・神経医療研究センター精神保健研究所の松本俊彦《まつもととしひこ》さんらが2010年に行った全国調査では、薬物依存症で精神科の有床医療機関に通院、入院した患者671人のうち、17・7%が抗不安薬・睡眠薬の依存症で、53・8%を占める覚せい剤依存症に次ぐ2番目の多さだった。2000年の7・4%と比較すると、10年で約2・4倍の増加を示した。

## 病院経営のために処方薬依存にさせる!?

さらに気になるポイントがある。国立（現在は国立病院機構）の精神科病院が2003年度に作成した報告書に、こう書かれているのだ。

## ベンゾジアゼピンの医師にとっての有用性

## 医院経営への影響

### 常用量依存を起こすことにより、患者が受診を怠らないようになる

患者を薬物依存に至らしめ、薬欲しさの受診を続けさせる。その結果、クリニックはもうかり万々歳、と言いたいのだろうか。

国立精神・神経医療研究センターなどが2012年にまとめた調査では、精神科医の「薬物処方依存」のひどさが浮かび上がった。依存、乱用などのベンゾジアゼピン使用障害に陥り、首都圏の4つの依存症治療専門病院に通う患者87人のうち、88・5％が精神科で抗不安薬・睡眠薬を入手し、83・9％が、精神科で別の精神疾患を治療するうちにベンゾの使用障害を発症していたのだ。このうち43・8％は、精神科で診察なしの処方を受けた経験があり、患者の半数は1年未満の服薬で乱用状態に至っていた。

2010年に行われた大規模調査でも、抗不安薬・睡眠薬の入手先は精神科が75％と圧倒的だった。これまで精神科医たちは「内科など一般診療科の処方こそが問題」と主張しがちだったが、そのような言い訳はできなくなった。

医薬品のベンゾジアゼピンに罪はない。期間を絞って使った時の有用性は広く認められている。問題は、処方する医師の姿勢なのだ。脱抑制の副作用や依存症のリスクを患者に

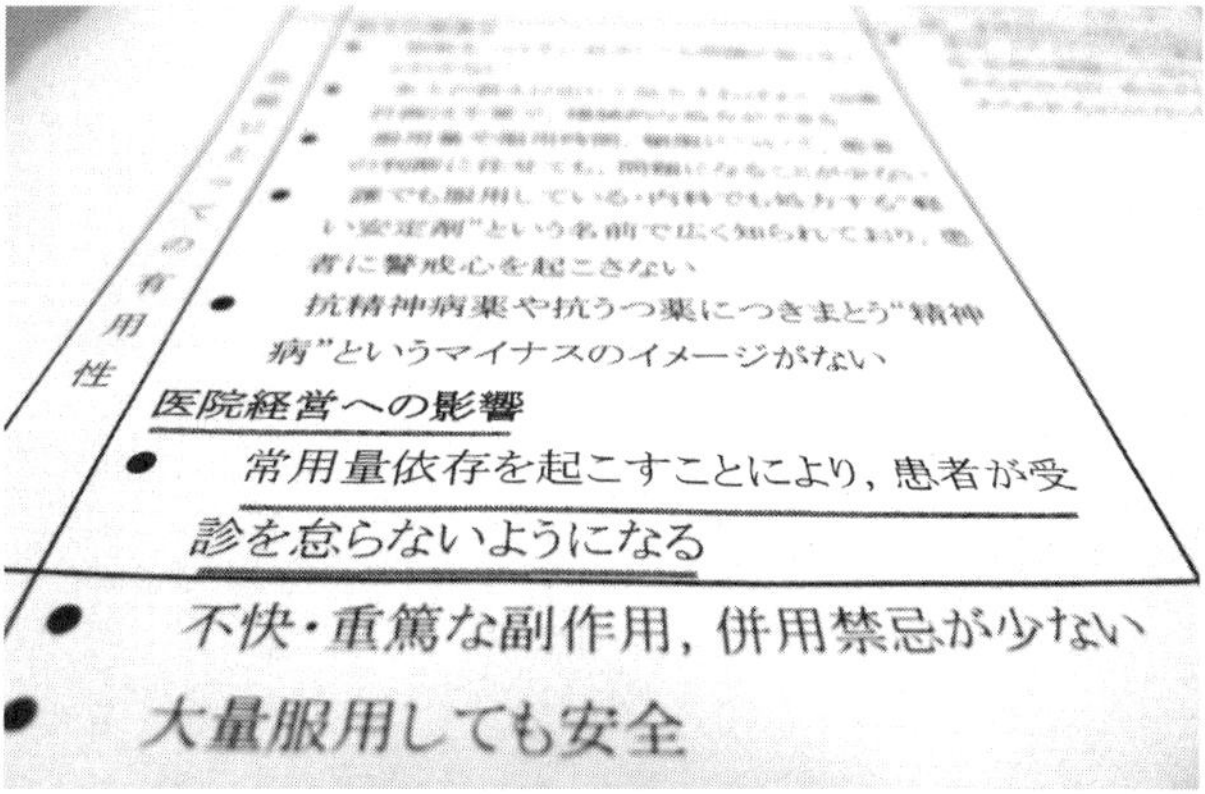
者に警戒心を起こさない
抗精神病薬や抗うつ薬につきまとう"精神病"というマイナスのイメージがない
医院経営への影響
常用量依存を起こすことにより，患者が受診を怠らないようになる
不快・重篤な副作用，併用禁忌が少ない
大量服用しても安全

医院経営のために処方薬依存を意図的に生じさせていることをうかがわせる報告書

伝えず、無責任な「安全」発言を繰り返し、漫然投薬を続けてきた。その結果、常用量依存のみならず、どれだけ多くの自殺、事故、犯罪が誘発されたのか。

## 処方薬依存症が生み出す犯罪

依存症治療専門病院の赤城高原ホスピタル（群馬県渋川市）では、処方薬や市販薬の依存・乱用患者の増加が特に顕著で、これらの患者の割合が、覚せい剤など違法薬物の依存症患者を上回ることもあるという。

院長の竹村道夫《たけむらみちお》さんは「薬物依存からの回復を支援するダルクなどの民間施設の努力で、違法薬物の依存症治療は体制が少しずつ整備されてきました。ですが、処方薬や市販薬の依存症は治療施設がほとんどなく、うちの病院を頼って来る患者が目立ちます。このような深刻な状況にもかかわらず、多くの医療機関で相変わらずの不適切処方が続いています。10種類を超える向精神薬を処方されている患者に出くわすことも珍しくありません」と話す。

処方薬依存症の危うさを物語る調査がある。万引きなどを繰り返す窃盗癖の治療のため、赤城高原ホスピタルを受診した患者１３２人（男性40人、女性92人）のうち、男性で30％（12人）、女性で約29％（27人）が薬物依存・薬物乱用の状態で、このうち約90％が主にベンゾ系の処方薬依存症に陥っていたというのだ。

竹村さんは「これらの事例を詳しく見ていくと、ベンゾジアゼピン系などの処方薬の影響で酩酊《めいてい》状態になり、窃盗行為に至ったと断言できるケースもあります」と指摘する。酒で酩酊状態になり、万引きをしたのであれば酒臭さですぐに分かるが、ベンゾ系薬剤による酩酊状態は本人も原因に気づかないことが多い。そしてすべて本人の責任となり、「なぜあの人が……」という周囲の驚きとともに、仕事や家庭など大切なものを失ってしまう。

竹村さんはさらに「ベンゾ系薬剤など処方薬の依存症、特に乱用患者は自動車事故を繰り返し起こすことが多い」と感じている。「帰宅後、車を見るとボコボコにへこんでいるのに、運転中の記憶が全くないという患者もいます。そんな状態では人をはねても分からないでしょう」。処方薬による判断力低下や記憶障害の影響を深刻な社会問題ととらえ、詳しく検証する必要がありそうだ。

**アシュトンマニュアル**

2012年8月、ベンゾジアゼピン依存症から脱するための手引書として、世界中で使われている「アシュトンマニュアル」の日本語版が完成し、インターネットで公開された。処方薬依存症治療の世界的権威として知られる英国ニューカッスル大学名誉教授のヘザー・アシュトンさんが、ベンゾジアゼピン離脱クリニックでの経験をもとに作用、副作用、離脱症状、減薬法などをまとめたもので、日本語版の完成により計11言語で無料閲覧できるようになった。詳しくは実物をお読みいただきたいが、ここではアシュトンマニュアルの内容に基づき、ベンゾ系薬剤に関する基本的な知識をまとめておこう。

**○作用**　ベンゾジアゼピンは抑制系の神経伝達物質GABAに作用し、鎮静効果を発揮する。そのため、不安障害や睡眠障害などの患者に処方される。だが同時に、ノルアドレナリン、セロトニン、アセチルコリン、ドーパミンなど脳内の興奮性神経伝達物質の働きを低下させる。興奮性の神経伝達物質は、注意力、記憶、筋緊張、情動反応、内分泌作用、心拍数・血圧コントロールなど多くの身体機能に関係するため、ベンゾジアゼピンによってこれらの機能が損なわれる可能性がある。

○**耐性**　ベンゾジアゼピンは常用すると効果が薄れる耐性がつきやすい。当初の服用量では効果がなくなり、次第に薬の量や種類が増えていく。特に、睡眠作用に対する耐性は早く形成される。抗不安作用の耐性はゆっくり形成されるが、数ヵ月服用しても薬の効果が持続するという科学的根拠はほとんどない。長期服薬の影響で不安障害が悪化することもある。ベンゾジアゼピンの断薬を希望し、アシュトンさんの離脱クリニックを受診した最初の50人の患者のうち10人は、ベンゾジアゼピンの服薬後に初めて広場恐怖症（電車やバス、エレベーター、人ごみなどを過度に恐れる状態）を発症していた。クリニックで減薬治療を受け、断薬に成功すると、この10人の広場恐怖症はなくなった。

○**依存**　数週間、あるいは数ヵ月の連続的な常用で薬物依存が形成される。次に挙げる特徴にいくつかあてはまる人は、すでに薬物依存症に陥っている可能性がある。「日常生活を送るためにベンゾジアゼピンを徐々に必要とするようになっている」「当初の症状が消えたにもかかわらずベンゾジアゼピンを摂取し続けている」「体内で作用する時間が短いベンゾジアゼピン（短時間作用型）を服用すると、次の服薬までに不安症状が現れたり、次の服薬を渇望したりする」「服用を続けているにもかかわらず、不安症状、パニック、広場恐怖、不眠、抑うつ、身体症状の増加がある」。離脱症状のため服薬中止に二の足を踏む人は、多くの研究で長期服用者の50～100％にのぼるとされる。

○**記憶障害**　ベンゾジアゼピンは健忘症を引き起こすことが以前から知られている。最近の出来事や、その出来事が起きた時の状況、その後の経過を思い出せないなど、エピソード記憶に大きな影響が出る。長期記憶の想起など、その他の記憶機能は損なわれない。

○**ストレス**　ベンゾジアゼピンは、急性ストレス症状を抑える目的でも処方される。症状は一時的に和らぐが、数日以上服用すると、心的外傷の正常な回復を妨げることがある。喪失や死別に直面した時、ベンゾジアゼピンは正常な悲嘆の過程を妨げ、かえって苦しみを長引かせる恐れがある。認知行動療法などのストレス対処法の学習を妨げることもある。

○**興奮**　経口摂取でも、発作的な激怒や暴力的な振る舞いが起こることが報告されている。服用者が怒りっぽくなったり、論争好きになったりすることは多く確認されている。

こうした反応はアルコールの影響と似ており、不安傾向の強い人、攻撃的な人、子ども、高齢者に最も顕著に現れる。幼児虐待や妻への暴力、高齢者虐待でも、ベンゾジアゼピンが原因となったケースがある。

**○抑うつ**　ベンゾジアゼピンの長期服用は、抑うつを発症させたり、悪化させたりする。不安と抑うつが混在する患者が服用した場合、自殺のリスクを高める恐れがある。1988年、英国の医薬品安全性委員会は「ベンゾジアゼピンは抑うつや抑うつに関係する不安の治療に単独で用いるべきではない。そのような患者においては自殺を引き起こすことがある」との勧告を出した。また、喜びや苦痛を感じにくくなる「感情麻痺」も、長期服用者がよく訴える症状として知られる。

**○離脱症状**　ベンゾジアゼピンの服用を急に減らしたりやめたりすると、様々な離脱症状が現れる。イライラ、不眠、悪夢、不安増大、パニック発作、幻覚、抑うつ、強迫観念、攻撃性、集中力低下などの精神症状や、頭痛、筋硬直、皮膚がピリピリする感覚、疲労感、眼痛、耳鳴り、光や音の過敏性、吐き気、嗅覚異常、月経異常などの身体症状だ。離脱症状の数や程度は、服用期間や服用量、個人差で大きく異なり、減薬は医師に相談しながら慎重に進める必要がある。耐性がつくと薬を飲んでも効果が持続せず、次の服薬までに離脱症状が現れることがある。これを耐性離脱という。

**○減薬法**　服用量をゆっくり減らすのが原則。特に高用量を長く飲んでいた人が急速な減薬を行うと、激しい精神症状など深刻な離脱症状が現れることがある。ベンゾジアゼピンの服用を減らすと、神経系の過度の興奮が引き起こされ、これが離脱症状の根本原因になっていると考えられている。短時間作用型のベンゾジアゼピンを服用していた人は、長時間作用型の別のベンゾジアゼピンに替え、一定の血中濃度を長時間保てる状態にしながら、服用量をゆっくり減らすなどの方法がある。減薬に必要な期間も個人差が大きく、半年、1年かかる場合もあるが、焦らず、ゆっくり進めることが大切だ。「アシュトンマニュアル」では基本的な減薬法が示されているが、これをそのまま実行するのではなく、信頼できる医師に相談しながら、自分により合った形に変えていくことが推奨されている。

**日本語版を作ったのは漫然処方の被害者**

「アシュトンマニュアル」は、アシュトンさんが1999年に執筆し、改訂を重ねながらインターネットで無料公開を続けてきた。最初は英語版だけだったが、様々な国の患者から要望が相次ぎ、翻訳版が増えていった。日本でも以前からこれを活用して断薬に成功する人はいたが、日本語版がないためハードルが高かった。

そこで翻訳に名乗りを上げたのが、近畿地方に住む田中涼《たなかりよう》さんと、ニュージーランド人で翻訳家兼英語講師のウェイン・ダグラスさんだった。二人とも日本でベンゾジアゼピン系薬剤の長期投薬を受け、ひどい離脱症状や医師の無理解に苦しんだ経験がある。アシュトンさんら海外の専門家と緊密に連絡を取って翻訳を進め、日本語表記の医学監修は『正しい治療と薬の情報』誌編集長の別府宏圀《べっぷひろくに》さん（神経内科医）らが行った。すべて無報酬のボランティア作業だった。

田中さんが精神科クリニックを初めて受診したのは、2004年夏のことだった。当時32歳で、人前で過度に緊張したり、汗を多くかいたりする症状に悩んでいた。そのため仕事にも集中できなくなっていた。

診断名は「社会不安障害」（社交不安障害）。2005年初め頃から抗不安薬のソラナックスを飲み始めた。1日2・4㎎の最大用量が処方された。この年の秋には別のクリニックに移ったが、そこでもソラナックスの最大用量の処方が続いた。田中さんは副作用を心配したが、2つめのクリニックの主治医が「何年も服用していい安全な薬」と話したため、4年以上飲み続けた。

## 激しい離脱症状に苦しむ

耐性の形成で効果が薄らいでからも「お守りみたいな感覚で飲んでいた」という。だが日中にひどい睡魔に襲われるなど、これまでにない不調が続くようになり、「薬の影響ではないか」と心配になった。2009年4月、主治医に薬をやめる相談をすると「抗うつ薬はやめ方に気を使うが、これは大丈夫。半分に割って服用量を減らし、その後にやめたらいい」と言われた。

田中さんは主治医の言葉に従い、服用量を半分にした。「激しいイライラ感」などの症状が現れたが、それが離脱症状とは気づかず、7月に断薬した。この急激な減薬と断薬が、重い離脱症状を引き起こすとは考えもしなかった。断薬開始の2日後、外出中に日光がひどくまぶしくなり、目を開けていられなくなった。眼痛も起こり、帰宅後に意識がもうろうとして救急車で病院に運ばれた。

主治医に相談すると「離脱症状の可能性があるが、3〜4週間で消える」と言われた。田中さんはその時、初めて離脱症状という言葉を知った。以後、主治医の言葉を信じてひたすら耐えた。

まぶしさや眼痛でテレビやパソコンの画面が見られない。音に過敏になり、窓辺の風鈴の音がガラスの割れる音に聞こえた。深夜には、虫や小動物が耳元をはうようなゴソゴソした音が聞こえ、部屋中に殺虫剤をまいたが何もいなかった。

4週間後。体調不良はますます進み、新たな症状も現れた。布団の中でうとうとし始めるたびに、頭部がカクカクと左右に動き、目覚めてしまうのだ。「入眠時ミオクローヌス」という不随意運動の一種だった。飛蚊症《ひぶんしょう》が著しく悪化し、眼圧も次第に上昇した。もともとの症状だった発汗過多も、さらにひどくなった。

そこで免疫関係に詳しい別の医師に相談すると「ベンゾの依存性がついていると思う。眼圧は再服薬すると下がる」とアドバイスを受けた。試しに残っていたソラナックスを少量飲むと、緑内障を発症しかねないほど上がっていた眼圧が確かに低下した。「薬物依存症に陥ってしまった」と確信した。再度の眼圧上昇は心配だったが、その日以来、ソラナックスの服用を止めた。

このような経過を主治医に電子メールで伝えたが、回答は「症状再燃と思われる」だった。主治医は、ベンゾの離脱症状は短期間で消えると信じており、田中さんの症状は、服薬前の症状が断薬によって再び現れたものと解釈した。さらに3日後、減薬中に一時的に強まる不安感が生み出した「偽性離脱症状」の可能性もあるとメールが来た。田中さんが訴える症状は離脱症状ではなく、田中さんが勝手にそう信じ込んでいるだけ、と決めつけたのだ。光過敏などはベンゾの典型的な離脱症状であるにもかかわらず。

## 主治医の〝言い訳〟

断薬から10ヵ月、田中さんはNPO法人の仲介で、主治医と3時間の話し合いをした。すると主治医は「離脱を契機に顕在化した、潜伏していた疾患」と説明を変えた。これは症状再燃とは違い、服薬前ではなく服薬中の4年半の間に発症し、ベンゾの影響でたまたま気づかず、断薬によってようやく表面化した疾患だという。この精神科医のように、不適切な治療の責任逃れのために、根拠のない解釈を繰り出す医師も残念ながら少なくない。

田中さんは、主治医の無理解と体調不良に苦しみながらも断薬を続け、国内外のベンゾ関連の論文を読破した。欧米ではベンゾの害は広く知られ、処方を4週間以内に抑えることを推奨するガイドラインが多くの国にあることや、「ベンゾジアゼピンはヘロインよりも離脱しにくい」と指摘する医師がいることも知った。

そして「アシュトンマニュアル」と出会った。得意の英語を生かしてアシュトンさんにメールで症状を伝えると「ソラナックスの最大用量を4年半も続ければ、離脱症状が長期化しても驚くべきことではありません。飛蚊症もよくある症状です」と回答があった。

そのメールを主治医に見せると、身体の様々な不調は離脱症状だとやっと認めた。症状に苦しみ始めてから2年が経っていた。

田中さんは「日本の精神科医は薬物依存症に無知な人が多く、あてにできない。海外の重要な情報を患者が共有できるようにしたい」と考えるようになり、2011年、「アシュトンマニュアル」日本語版の作成を決意した。インターネットを通じてダグラスさんと出会い、半年以上かけて翻訳を完成させた。

田中さんは訴える。「日本ではベンゾジアゼピンの離脱症状が軽んじられてきましたが、数ヵ月や数年、場合によっては永続する人がいることを医療関係者は正しく認識して欲しい」

**「めまいの権威」の処方で強烈な離脱症状に**

続いてウェイン・ダグラスさんの体験を紹介しよう。日本文化に興味を持ち、1992年に25歳で初来日したダグラスさんは、以後、九州、中部、東北など日本各地の自治体で働き、国際交流コーディネーターや英語講師などを務めてきた。

埼玉県国際交流協会に勤務していた2000年5月、突然のめまいに襲われた。「目の前のものすべてがぐるぐる回転しているようだった」という。病院で検査を受けたが症状は頻発し、吐き気なども起こった。仕事はなんとか続けたが、集中できる状態ではなかった。

1ヵ月後、テレビで「めまい治療の権威」と紹介された医師の診察を受けた。「シルビウス水道症候群」と診断され、「薬を使って体質を構造的に変える必要がある」と言われた。指定された調剤薬局（医療機関は調剤薬局を指定してはいけないのだが）に行くと、3種類のベンゾ系薬剤（リボトリール、コントール、グランダキシン）が1袋に入ったものを手渡された。このクリニックがいつも同じ処方を行うので、薬局が特別に用意している「ベンゾパック」だった。さらに三環系抗うつ薬トフラニールと、脳血流改善などの目的で使われるケタスも処方された。

ダグラスさんは、これらの薬の副作用について医師に質問したが「少量では依存性はなく、副作用もほとんどありません。長期間飲んでも大丈夫です」と説明された。

先ほど、ベンゾ系薬剤の不適切投薬の多くは精神科で行われている、という調査結果を紹介したが、ほかの診療科は問題ない、ということではない。潜在化している多くの常用量依存患者を調査対象とすれば、一般診療科の処方割合が増えることは間違いない。特にデパス（チエノジアゼピン系）などは一般診療科で大量に処方されている。

ダグラスさんは服薬を初めて間もなく、症状が落ち着いたため、薬の効果を確信して飲み続けた。ところが2ヵ月後、再び体調が悪化してしまった。その症状は5月の初発時よりも重くなっていた。

### 発症前にはなかったパニック発作を併発

10月頃には、一日中、酔っぱらったように足元がふらつき、服薬前にはなかったパニック発作やイライラなど情緒面の障害も起こってきた。

医師を信用できなくなり、11月に断薬を試みた。すると、激しい恐怖や不安に突然襲われるパニック発作がさらに頻繁になり、その他の症状も急に激しくなった。服薬を再開するしかなかった。だが、薬を飲んでもパニック発作がたびたび起こるようになり、仕事ができなくなった。自殺が頭をよぎるようになった。

2001年3月、ダグラスさんは憔悴《しょうすい》しきった状態でニュージーランドに帰国した。空港に迎えに来た母親が、ダグラスさんのあまりの変わりように自分の息子とすぐには気付かないほどだった。

薬物依存症の専門治療施設でベンゾジアゼピン依存症と診断され、通院しながら減薬治療を受けた。2ヵ月ほどで断薬に至ったが、離脱症状との戦いは続いた。慢性的な不安や抑うつ、パニック発作などが軽減し、医師が復職許可を出したのは1年後だった。

「パニック発作は断薬から数年間続きました。薬のために多くのものを失ってしまった」とダグラスさんは悔やむ。

日本で受けた診療に不信感を募らせ、シルビウス水道症候群について調べ始めた。ニュージーランドの複数の専門医に当時の症状を伝えて意見を聞くと「シルビウス水道症候群ではなく、前庭神経炎の蓋然性が極めて高い」と指摘された。

「真実を明らかにしなければならない」。そう考えて2005年に日本に戻ったダグラスさんは、大学病院の神経内科など3ヵ所の医療機関を回り、やはり「前庭神経炎」との見解を得た。さらにニュージーランドと日本の医師たちは、どちらの病気であったとしても「治療でベンゾジアゼピンを使うことはない」と口を揃えた。

2006年、ダグラスさんはベンゾを処方した医師と、勤務先の医療機関に損害賠償を求める調停手続きを行った。だが不調に終わり、2007年、東京地裁に提訴した。

医師側は、ダグラスさんのベンゾジアゼピン依存症を否定し、もともとあった自律神経失調症だと主張した。治療中に依存症に陥ったのであれば、耐性が生じて薬が次第に増えるはずだとし、投薬量が一定だったことを依存症ではない根拠とした。

これに対し、意見書を書いたニュージーランドの依存症治療施設の医師は、ダグラスさんが耐性離脱（薬を飲んでいても耐性による効果の低下で現れる離脱症状）に陥っていたと指摘し、依存症だったことは明白とした。だが、こうした意見は受け入れられず、ダグラスさんは東京地裁で敗訴し、2011年、東京高裁でも請求が棄却された。

東京高裁は常用量依存について「我が国の医学的知見として確立していたものと認めることはできない」と判断した。ダグラスさんが投薬を受けた2000年には、すでに常用量依存は国際的に認知されていたのだが、ここでもまた日本の特異性が医師を救う結果となった。

**専門医が作るべきマニュアル訳を患者が作る!?**

訴訟では負けたが「真実」を求めるダグラスさんの信念は揺るがなかった。ニュージーランドに戻らず、英語講師のアルバイトなどで細々と暮らし、日本の患者のために田中さんと組んで「アシュトンマニュアル」日本語版を完成させた。

これまでの体験やアシュトンさんら専門家の意見を英語と日本語で詳細に記したサイトの制作や、体験談をまとめた書籍の執筆も行っている。

ダグラスさんは語る。「裁判所は医師や医療業界を守ることを優先し、社会を守る責任を放棄してしまいました。状況を変えるには、正しい情報を社会に発信し続けるしかない」

本来は日本の医師たちがやるべき仕事を、被害者である田中さんとダグラスさんはやり遂げた。2人は、「アシュトンマニュアル」日本語版のあとがき「翻訳を終えて」に共通の思いをつづった。

「このアシュトンマニュアル日本語版は、ベンゾジアゼピン依存や離脱についての情報がなく困っている患者のためだけに翻訳されたのではなく、医師、薬剤師、製薬企業の方、厚労省の方へのメッセージでもあります」

「医療関係者の皆さんにお伝えしたいことは、患者は依存形成に気付かないということです。つまり、今の日本には無自覚の薬物依存者が大勢いて、その人たちは心身の不調やおかしな言動の真の原因に気付かぬまま日々を過ごしているということです。そして、たとえ自分が薬物依存に陥っていることに気付いたとしても、(中略) 頼るところも情報もなく、多くの人が途方に暮れています。アシュトンマニュアル日本語版の公開が多方面への大きなメッセージとなり、これを機に、このような意図せず薬物依存に陥り苦しむ人たちがこれ以上出てこないことを願っています」

## 世界中から届く感謝の声

アシュトンさんにもご登場いただこう。田中さんとダグラスさんのお力を借りて、2012年8月、アシュトンさんに私の質問に答えていただいた。「アシュトンマニュアル」と合わせて参考にしていただきたい。

――著者　国連の国際麻薬統制委員会は2010年の年次報告で、ベンゾ系睡眠薬の使用量が突出して多い日本を問題視し、不適切な処方や乱用の可能性を指摘しています。日本の現状についてどう思われますか。

アシュトン　日本の一人あたりのベンゾジアゼピン処方量は、他のいかなる国よりも多いと理解しています。しかし欧州や米国でも、ベンゾジアゼピンの過量処方は続いています。一部の国では、処方箋なしでベンゾジアゼピンを購入できます。さらに今では、インターネットを通して入手可能なことも多く、実際のベンゾジアゼピン使用者数は、国際麻薬統制委員会の統計よりも多い国があると考えています。

――著者　日本の医師がベンゾジアゼピンを安易に処方する理由は多々考えられますが、副作用が本当に少ないと思い込んで処方する医師が目立ちます。このような不勉強な医師たちに向けて、一言お願いします。

アシュトン　ベンゾジアゼピンは、単独で短期間（2～4週間）に限って使えば、相対的に安全な薬です。しかしその場合も、例えば交通事故の原因となったり、認知障害（記憶力の低下など）を引き起こしたりします。また、他の抑制系の薬剤との併用で中毒作用を引き起こしたり、高齢者では転倒や骨折の原因になったりします。服用が長期に及ぶと、マニュアルで言及した多くの有害作用が引き起こされることがあります。例えば、過《か》鎮静《ちんせい》、薬剤相互作用、記憶障害、抑うつ、感情鈍麻《どんま》、耐性の形成、依存（つまり中毒）などです。

ベンゾジアゼピンは通常、不安や不眠に対して処方されますが、長期間の常用により、当初の効果を失います。そして不安症状は悪化し、服用前にはなかったパニック発作や広場恐怖、動悸などの身体症状、あるいは神経症状などが出現することがあります。依存は数週間、あるいは数ヵ月の常用で起こり得ます。いったん依存に陥ると、薬からの離脱が非常に困難になる場合もあります。

――著者　日本には、自院の経営安定のため、ベンゾを意図的に長期処方して常用量依存患者を作り出し、通院を続けさせるケースがあります。このような使用法について、どう思われますか。

アシュトン　それは医療過失、あるいは医療過誤と思われます。

――著者　日本の医師の中には「常用量依存になっても、薬を飲み続ければ離脱症状は起こらないので問題ない」と開き直る人もいます。数年、あるいは10年以上の長期服用で表面化、深刻化する副作用があれば教えてください。

アシュトン　ベンゾジアゼピンを長期間使用した場合、様々な問題が起こります。また、いったん耐性がついたら、たとえまだ薬を使用中であっても離脱症状が出現します。マニュアルに列挙したように、これらの症状は服用者だけでなく、服用者の子どもや家族全体に、児童虐待や家庭崩壊などの形で深刻な影響を及ぼしかねません。

他にも、失業や検査入院（循環器系、神経系、消化器系の症状や精神症状による検査）など、多くの社会経済コストがベンゾジアゼピンの影響で生じることがあります。

——著者　日本では、未成年の若者や子どもたちにもベンゾ系の抗不安薬を処方するケースが多くなっています。発育途上の子どもたちに処方した場合、特に心配な点があれば教えてください。

アシュトン　脳はおよそ21歳まで成長し続けます。ベンゾジアゼピンを子どもに投与すると、脳の成長を損ないます。また、新たなスキル（とりわけ不安や困難に対処する能力）や認知（知的）能力の習得を阻害します。その結果、その子が本来持っている知的能力、情緒的能力にまで到達しない可能性があります。

——著者　「アシュトンマニュアル」日本語版が公開されました。しかし、このマニュアルを参考に減薬や断薬を行いたくても、サポートしてくれる医師がほとんどいないのが日本の現状です。このような中で、減薬を進めるにはどうしたらよいでしょうか。

アシュトン　まずはマニュアルを読み通してください。そして減薬のプロセスを始める前に、医師に相談してあなたの考えを知らせてください。薬を処方するのは医師なので、医師の同意と協力が必要です。あなたが、すでにマニュアルを読んでいることを医師に伝え、マニュアルの中で特に知っておいて欲しいポイントをしっかり伝えると良いでしょう。多くの医師は、ベンゾジアゼピンの離脱について、今もなお十分な情報を持ち合わせておらず、離脱の際に注意するべきことを認識しているとは限らないからです。

離脱を目指す際には、次のような注意が必要です。

（1）減薬プロセスに入る前に、長時間作用型のベンゾジアゼピンに切り替える必要はないか確認する。

（2）ほかのベンゾジアゼピンに切り替える場合は等価用量が重要（マニュアル内の等価換算表か、医師が用いる等価換算表を参照）。

（3）抗うつ薬が併用して処方されている場合、離脱中に生じる抑うつを防ぐためには、ベンゾジアゼピンから減薬を始める。
（4） あなた（患者）自身が減薬をコントロールし、あなた自身のペースで減薬できる環境が必要。
（5） 医師による定期的な経過観察が必要。
（6） 個人的な要因が離脱に影響を与えることがあるため、それに対応できること（マニュアルで示した離脱スケジュールはあくまで基本的なもので、個人差など個々の状況や必要性に応じて作り変えることが必要）。

――著者

日本人は肝臓などの代謝酵素が欧米人とは異なるため、ジアゼパムへの置換《ちかん》が勧められないケースもあるという指摘があります。このような人種差にどう対応したらよいですか。

アシュトン

西洋人と東洋人には遺伝的な違いがいくつかあります。そのため、置換薬として推奨しているジアゼパムが合わない人が一部にいるとも言われています。個人的な要因に応じた対応は大切です。

――著者

アシュトン先生は長く、ベンゾジアゼピン離脱クリニックでお仕事をされていましたが、このようなベンゾの離脱専門医療機関は日本では見あたりません。英国ではこのようなクリニックはいつ頃からでき、何ヵ所あったのでしょうか。また、このようなクリニックは国の支援で作られたのでしょうか。現在も離脱専門クリニックは残っているのでしょうか。

アシュトン　英国には離脱専門クリニックが2施設ありました。一つはマルコム・レイダー教授が1980年頃から運営していたもので、ロンドンにありました。もう一つは、私がニューカッスルで1982年に始めたクリニックです。両方とも、英国の公的医療制度のもとで運営される病院内にありました。

両クリニックとも、我々が英国の法律にもとづいて年齢によるリタイアをした後、1990年代に閉鎖されました。現在は、慈善団体（ボランティアグループ）による支援が行われています。リバプール、ブリストル、ブラッドフォード、オールドハム、カムデン（ロンドン市内）にあります。このような施設は、一部の開業医（一般医）と連携して離脱のプロセスを進めますが、専属や常駐の医師はおらず、ほとんど一般人だけでこの問題に取り組んでいます。

実のところ、英国でのベンゾジアゼピン処方数は増加しています。離脱のための施設は不足し、依存患者の多くは通うことができません。英国の状況も、全く不十分なのです。

――著者

アシュトン　「アシュトンマニュアル」は多くの言語に翻訳されていますが、各国からどのような反響が寄せられていますか。

残念ながら、現在もマニュアルを読まず、離脱方法に無知な医師が多く存在します。しかし、世界中のベンゾジアゼピン使用者が、このマニュアルを読んでいます。そして私は毎日、離脱についての問い合わせを受けます。私の元には「マニュアルのおかげで命が救われました」などと書かれたメールや手紙が次々と届いているのです。日本語版の完成で、日本の状況が変わることを願っています。

**公開後1週間で約1万件のダウンロード**

「アシュトンマニュアル」日本語版は、公開後1週間でダウンロード数が約1万件にのぼった。マニュアルを印刷し、精神科などに持参する患者が目立つようになった。こうした状況に危機感といら立ちを募らせた精神科医が「そんなものは見るな」「そういうのは困るんだよ」と患者をしかりつける事例が早速発生した。「『アシュトンマニュアル』を教条化している」と患者批判を展開する精神科医も現れてきた。

だが、患者たちが「アシュトンマニュアル」に頼らざるを得ない状況を作ったのは誰なのか。患者を薬物依存の激流でおぼれさせ、助け舟も出さず、見て見ぬふりをしてきたのは誰なのか。流されていく患者にとって、「アシュトンマニュアル」はやっと投げ込まれた小さな浮輪だった。必死にしがみつくのは当然ではないか。

受診者の中には、思い込みで被害を訴える人もいるだろう。元の症状の再燃を離脱症状と誤解する人もいるだろう。だが、初診時に副作用の説明をきちんとして、処方期間を考慮していれば、思い込み患者の過剰な訴えに振り回されることはなかったはずだ。精神科医らの誠意ある対応を求めたい。

# 第6章　離脱症状との闘い

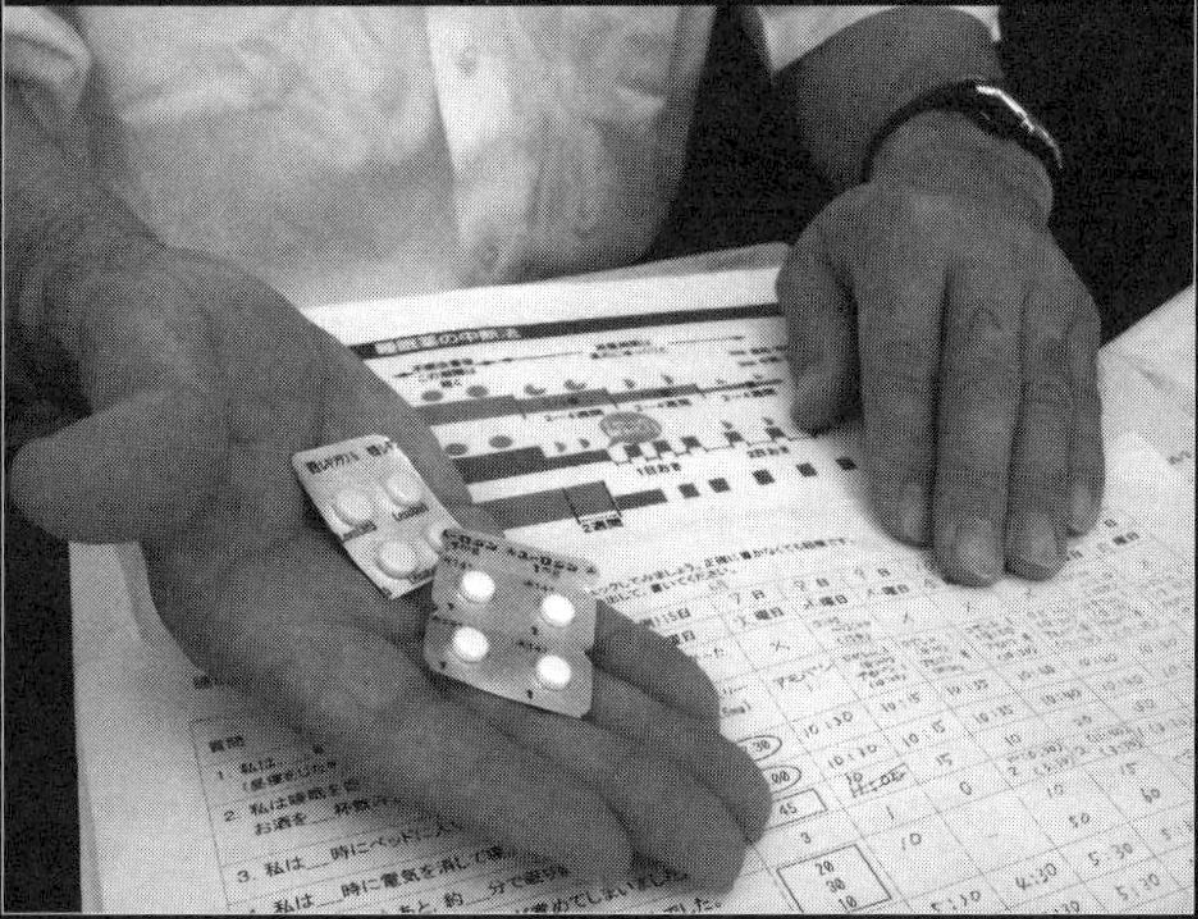

安易な睡眠薬の処方で人生が台無しになったと憤るヨシダさん（仮名）

## 正直者の医者がバカをみる

抗不安薬や睡眠薬の漫然投薬で迷惑を被っている医師は、救急医だけではない。行き場のない患者たちを見るに見かねて、減薬治療を引き受けている精神科医たちも怒りの声を上げる。

首都圏の病院に勤務する精神科教授は憤る。「ベンゾの漫然投薬を続ける医師は悪質なサラ金業者と同じ。返済計画を立てぬまま『使え、使え』と患者を駆り立て、さんざん追い込み、あとは知らんぷりだ」

一部の精神科医が、無責任な医師たちの漫然投薬の尻ぬぐいをして、患者の減薬治療を行っている。患者の不安を軽減するには長時間の面接が必要で、激しい離脱症状のリスクもある。だが、こうした難しい対応を善意や責任感で引き受けても、診療報酬は増えない。正直者の医者がバカをみる。それが日本の現状だ。ゆがみきった状況を変えるには、診療報酬の大幅な見直しが欠かせない。

２０１２年7月、インターネット公開された日本うつ病学会の「大うつ病治療ガイドライン」では、ベンゾジアゼピンの漫然投薬を戒める記述も複数盛り込まれた。いくつか抜き出してみよう。

「近年、乱用や転売の目的で、抗不安薬・睡眠薬の入手を企てて医療機関を『受診』するケースが社会問題になっている。この点からも、ＢＺＤ〔ベンゾジアゼピン〕系薬・バルビツール製剤（合剤であるベゲタミンを含む）の大量処方、漫然処方は避けるべきである」

「ベンゾジアゼピン系抗不安薬の抗うつ薬への併用が治療初期には抗うつ薬単独よりも治療効果が高いことが示されており（中略）、選択肢となりうる。しかし、脱抑制、興奮といった奇異反応の出現に十分注意すべきであるほか、乱用や依存形成に注意し、安易な長期処方は避けることが望ましい」

「不必要なＢＺＤが漫然と投与継続された結果、過鎮静、意識障害、脱抑制による衝動性の亢進などがおこり、一見うつ病の症状が遷延《せんえん》ないし悪化したように見えることがある。また筋弛緩作用や呼吸抑制、常用量依存に注意する」

「常用量依存」もしっかり書き込まれている。適切な投与期間にはふれていないが、中等症・重症うつ病の章にこんな一文がある。「抗うつ薬とＢＺＤの併用は治療初期４週までは脱落率を低下させるなど有用性がある」。一見、ベンゾの使用を推奨しているかのようだが、執筆者の一人はこう明かす。「4週までは有用性があるというのは、それ以上は有用性が明確でないということ。そう読んで欲しい」

うつ病治療だけを扱った学会初のガイドラインで、ベンゾの投与期間制限にまで踏み込むのは難しかったのかもしれない。だが今後の改訂では投与期間の明示を期待したい。

## 眼瞼けいれんの副作用も

日本神経眼科学会もベンゾの漫然投薬に警告を発している。2011年にまとめた「眼《がん》瞼《けん》けいれん診療ガイドライン」で、ベンゾ系薬剤の目への影響を次のように指摘したのだ。

**抗不安薬であるベンゾジアゼピン系のクロナゼパム（リボトリール）、チエノジアゼピン系のエチゾラム（デパス）などの長期連用、あるいは比較的短期であっても増量や薬剤変更などによって薬剤性に本症（眼瞼けいれん）が誘発されることがある。本邦では患者の50%にクロナゼパム、38%にトリヘキシフェニジル（アーテン）、29%にジアゼパムが投与されているとの報告がある。**

文中のジアゼパムは代表的なベンゾ系薬剤で、日本ではセルシン、ホリゾンなどが処方されている。トリヘキシフェニジルは、手のふるえや体のこわばりなどのパーキンソン病の症状を抑える薬として使われるが、薬の副作用で現れる不随意運動などを抑える目的でも使われる。

眼瞼けいれんは、疲労時などに現れるまぶたがピクピクする症状と誤解されがちだが、そうではなく、脳神経の支障で起こる目の病気を指す。まぶたの動きが不自然になり、目をきちんと開けられず、まばたきが増える。悪化するとまぶたが閉じたままになることもある。感覚が過敏になり、強いまぶしさや目の乾きを訴える。こうした症状のため、抑うつ状態に陥る人もいる。「アシュトンマニュアル」では、目に現れる離脱症状として「光に対する過敏性」が挙げられているが、これも眼瞼けいれんの症状の可能性がある。

精神科医の斉尾武郎さんは、眼瞼けいれんを併発していた忘れられない患者がいる。2007年頃に診た70代の女性で、病気を過度に恐れる心気症を患っていた。ひとまず経過をみていたが、女性は眼科や神経内科でメージュ症候群（眼瞼けいれんに加え、口や下顎などにも不随意運動が起こる病気）と診断され、ワイパックスなどのベンゾジアゼピン系薬剤を処方されていた。

眼瞼けいれんは悪化する一方で、ついに両目が開かなくなった。斉尾さんが「ベンゾが原因ではないか」と指摘すると、これを聞いた眼科医が「医者〔精神科医〕を代えろ」と女性に迫り、斉尾さんから引き離した。

眼瞼けいれんに対しては、症状を和らげる目的でベンゾ系薬剤が使われやすい。短期間であれば効果が得られるが、長期に使用すると、逆に眼瞼けいれんが悪化することがある。この女性も症状悪化でベンゾが追加され、どんどん悪くなった。

斉尾さんは「眼科医も神経内科医も、この当時はベンゾが眼瞼けいれんを引き起こすことを知らなかった。東京の眼科医の有志がこの問題で研究会を作ったことをきっかけに、やっと影響が指摘されるようになった」と語る。

まぶたが勝手に閉じる機能的失明に陥った女性のその後は、斉尾さんも知らないが、眼科でのベンゾに加え、新たに行った精神科でもベンゾが追加された可能性がある。「それでは治るわけがない」と斉尾さんは嘆く。

## 内閣府が漫然投薬のお先棒を担いだ「睡眠キャンペーン」

様々な診療科の医師たちが、ベンゾの悪影響を過小評価してきた。国は薬物乱用を防ぐため、「麻薬及び向精神薬取締法」でバルビツール酸系やベンゾ系の薬剤〈物質〉を向精神薬に指定し、病院や薬局に厳重な管理を求めてきた。だが、医師の漫然投薬を防ぐ手だては不十分で、米国では麻薬扱いのベンゾ系フルニトラゼパム（ロヒプノール、サイレースなど）や、致死性が高いバルビツール酸系の投薬に対しても、実効性のある対策を講じてこなかった。それどころか国は、ベンゾ系薬剤のばらまきを助長しかねないキャンペーンを続けてきた。

内閣府が２０１０年から展開した「睡眠キャンペーン」のインターネットサイトでは、ベンゾ系睡眠薬の安全性が強調された。「日本睡眠学会に聞く！　睡眠に関するＱ＆Ａ」の「Ｑ15　眠れないときには、市販の睡眠薬を飲めば良いですか？」にはこうある。

**〔市販の睡眠薬は〕一過性の不眠には有効ですが、慢性の不眠症などで連日服用すると効果が薄れ、服用量が増えたり（耐性）、中止しようとするとイライラしたり不安になり長期間の服用（依存性）につながることがあります。医師が処方する睡眠薬はベンゾジアゼピン系作動薬であり、耐性や依存性が出現しにくいなど副作用が少なく、より安全な薬です。**

おかしくないだろうか。市販の睡眠薬については、耐性や依存性を問題視しているのに、ベンゾの耐性や依存性は軽視しているのだ。市販の睡眠薬や風邪薬、鎮痛薬などの中には、依存性のある成分を含んでいるものが少なくない。そのため市販薬の乱用が頻発している。だが、ベンゾが市販薬よりもはるかに安全ということはない。もし、はるかに安全であるならば、ベンゾ系睡眠薬こそ真っ先に市販するべきだろう。

続く「Q16　睡眠薬の副作用はありますか?」では、まず過去に使われたバルビツール酸系などの睡眠薬（バルビタール、サリドマイドなど）を取り上げ、呼吸器・循環器への悪影響や、催奇形性などの深刻な副作用があったと指摘した。続いて、ベンゾの安全性をこれらの睡眠薬と対比させる形で主張し、

「〔ベンゾは〕大量服薬しても生命にかかわることは極めて少なくなっています」

と強調した。回答はさらに続く。

しかしながら、ベンゾジアゼピンないしその作動薬に属する薬剤でも、比較的作用時間の長い薬剤では、翌日に眠気が持ち越す可能性があります。通常の用量なら、昔の薬剤のような強い依存性（飲みだすとやめられなくなる）は無いのですが、急に服用をやめると、服用前以上の不眠が数日間続くことがあります。

うつ病ガイドラインにも載っている常用量依存の問題を、この回答は「無い」と全否定した。服用期間の長短にかかわらず、離脱症状は数日（あるいは数週間）で消えると主張する医師の不誠実な態度に、田中涼さんら患者は苦しめられてきた。このような回答をサイトに堂々と掲載した国の姿勢は、患者軽視と言われても仕方がない。

**睡眠の質も違う**

ベンゾジアゼピンで導かれる眠りは、自然の眠りとは質が異なることも以前から知られている。「アシュトンマニュアル」にはこうある。

**「ベンゾジアゼピンによってもたらされる睡眠は、最初は元気を回復したような感覚があるかもしれませんが、正常な睡眠ではありません。ベンゾジアゼピンは夢を見る睡眠（レム睡眠）および深い睡眠（徐波《じょは》睡眠）の両方を妨げます。ベンゾジアゼピンが追加的にもたらす睡眠とは主に浅い睡眠であり、ステージ2睡眠と呼ばれています。レム睡眠および徐波睡眠とは最も大切な2つの睡眠ステージであり、健康のために非常に重要です」**

日本の製薬会社が作成した資料にも、ベンゾによる睡眠は「鎮静型睡眠」（ノックアウト型）で「自然睡眠とは質的に異なる」と書いてある。さらにこの資料では、ベンゾの有害作用として、記憶障害、運動障害、依存性、乱用性、リバウンド（服用を止めると不眠がひどくなる）などが列記されている。

この製薬会社は、良心に基づいてこのような資料を作ったわけではない。新たに商品化したベンゾ系以外の睡眠薬を売り込むため、ベンゾの問題点を正直に指摘したのだ。

## 睡眠薬ばらまきキャンペーンの被害者の告白

ベンゾ系薬剤を売る製薬会社が、過去に配布した患者向け啓発パンフレットも見てみよう。患者不在のアピールがつづられている。

**抗不安薬・睡眠薬を続けて服用することは体に悪いと心配する人は少なくありません。しかし、医師の指示に従って正しく服用していればそのような心配はありません**

そして、医師の指示通りにベンゾを飲み続けた人たちが、次々と常用量依存に陥った。

２０１２年７月、私は内閣府の睡眠キャンペーン問題を読売新聞のインターネットコラム「精神医療ルネサンス」で特集した。すると、東京の大手企業で管理職を務める50代の男性、ヨシダさん（仮名）からメールが届いた。

「『薬ばらまき睡眠キャンペーン？』の記事を大変感慨を持って読ませて頂きました。私は、この内閣府のキャンペーンのインターネットサイトを見たために、現在、睡眠薬の常用量依存に大変苦しむ事になっております。私のたどった経緯が、あまりにこの記事の通りであったため、驚いてメールを返信させて頂きました。私はもうあとの祭りですが、このままでは今後も同じようになる方が多数出る可能性があります。どうかこれらの問題を、正しく、大きく、広く伝えてください。切に切にお願い申し上げます」

すぐに連絡を取り、ヨシダさんの自宅近くの喫茶店で話を聞かせてもらった。

ヨシダさんは若い頃からスポーツ好きで、40代以降はマラソンやトライアスロンにも挑戦していた。健康には自信があり、不眠に悩んだこともなかったが、2011年3月以降、急に寝付きが悪くなった。横になってから入眠するまでに数十分、時には3～4時間を要するようになった。

「今にして思えば、東日本大震災や原発事故の直後で、眠気が吹き飛んでも当然の状況でした。寝不足が続くと眠れたので、悩むほどのことではなかったのかもしれない」

だが、当時はそこまで冷静に考えられず、「睡眠不足が続くと仕事にも健康にも影響が出る」と心配した。「何か対策を」とインターネットを検索するうちに、目に留まったのが内閣府の睡眠キャンペーンサイトだった。Q&Aを読み、「専門治療を受ければすぐに治りそうだ」と思った。

日本睡眠学会所属の医師のクリニックを、この年の5月に受診した。事前に記入した問診票と5分ほどの診察で、睡眠薬のアモバン（ベンゾジアゼピン系と同様の作用がある非ベンゾジアゼピン系）が処方された。だが、薬への抵抗感があり、2回しか飲まなかった。

2回目の診察でも、再びアモバンが処方された。服薬を毎日続けると同時に、このクリニックの心理士が行う全額自費のカウンセリングを定期的に受けることになった。そこでは、不眠を意識し過ぎるとますます眠れなくなると教えられ、服薬期間はできるだけ短くし、段階的に減薬するのがよいと説明があった。入眠や起床の時間を毎日記録する睡眠日誌の作成を勧められ、書き始めた。

アモバンを飲むと確かに入眠しやすく、減薬を経て約3週間後には断薬に至った。薬の体への影響は特になく、これで終われば治療は成功といえた。

**5日経っても眠れない！**

ところが、程なくして寝付きの悪さがぶり返した。そこで就寝前に焼酎を飲むようになった。効果はあったが、酒に頼るのはあまり好ましくない。カウンセリングで心理士に話すと「お酒よりも薬のほうが安全」と言われ、服薬を再開した。

再び飲み始めたアモバンは、すぐに効果がなくなった。そこで主治医は薬を替えた。以後、レンドルミンとレキソタン、サイレースとレキソタン、ユーロジンとレキソタンと、半年の間に薬がめまぐるしく変わった。次々と耐性が生じたためだった。減薬も何度か試みたが、ある量まで減らすと必ずひどい不眠が表れた。気がつくと「薬なしには眠れない体」になっていた。

2012年初め、ヨシダさんは断薬に挑んだ。「疲れればいつか眠れる」と腹をくくり、眠らないまま仕事を続けた。だが、5日経っても眠気は襲ってこなかった。心身の疲労が限界に達し、6日目に服薬を再開した。

「体から入眠機能がなくなってしまったかのようで、どんなに疲れても薬なしには眠れない。最初の若干の不眠が、医療によって重度の薬剤性不眠に変えられてしまうとは思いもしなかった。なぜあんなキャンペーンサイトを見てしまったのか、悔やんでも悔やみきれない」

クリニックを替え、眠気が起こりやすい抗うつ薬のテトラミドと、ベンゾ系睡眠薬ユーロジンを服用するようになった。だが、新たな主治医も薬を出すだけで、減薬の相談にはのってくれない。ユーロジンもやがて、耐性が生じて効かなくなる恐れがある。「ベンゾ系がすべて効かなくなったら、副作用がさらに多いバルビツール酸系や、抗精神病薬が必要になるのではないか」と不安が募る。

気分も体調も優れない。薬に頼った眠りでは疲れが取れず、倦怠感が増し、ランニングなどの運動が一切できなくなった。「健康オタクで毎回結果が楽しみだった」という健康診断が怖くなった。抗うつ薬を飲み始めてからひどい便秘が続き、多量の下剤が必要になった。会社の定期健康診断で受けた大腸内視鏡検査では「下剤が大腸粘膜に悪影響を与えている」と指摘された。肝機能の数値も悪化してきている。

家庭でも、ますます教育費がかかる子どもを複数抱え、将来への不安に立ちすくむ。「薬の副作用がさらに強まり、体調がこれ以上悪化したら、責任のある仕事は続けられない。退職して収入がなくなれば、増えるばかりの自分の医療費すら工面できない。せめて家族に遺族厚生年金を残すため、自死を選ぶかもしれない」

**不眠医療マニュアルの問題点**

2013年6月、厚生労働省研究班と日本睡眠学会は「睡眠薬の適正な使用と休薬のための診療ガイドライン――出口を見据えた不眠医療マニュアル――」をインターネットで公開した。出口がないどころか、薬物依存地獄の入り口にもなっていた睡眠薬治療が改善することを願いたいが、患者の訴えに耳をかさず「離脱症状ではなく症状悪化だ」と言い張る医師が幅をきかす現状では、過度の期待はできない。

このガイドラインはQ&Aを多用して読みやすくするなど、編集にも工夫が凝らされている。だが、不適切処方の深刻さを過小評価していると感じられる部分もある。例えば「バルビツール酸系および非バルビツール酸系睡眠薬は深刻な副作用が多く、現在はほとんど用いられない」という一文だ。前章の最初で救急医の上條さんが指摘したように、バルビツール酸系の処方は今も脈々と続き、救急現場をはじめとする様々な場面で問題を引き起こしている。バルビツール酸系は、芥川龍之介やマリリン・モンローが自殺で用いたと報道されるなど、危険性は昔から知れ渡っているが、それでも使う医師が絶えないのだ。こうした無責任な医師が棲息できる緩い環境を維持している限り、バルビツール酸系よりは「安全」なベンゾの漫然投薬が根絶されるはずはない。

新たな処方薬依存症を防ぐ対策だけでなく、すでに医師によって依存症にさせられた多くの患者への早急な支援も、厚生労働省や日本睡眠学会は早急に行う必要がある。

## 鎮痛目的から依存症へ

抗不安薬は鎮痛目的で使われることも多い。それが処方薬依存症の入り口になることもある。

2010年初め、中国地方に住む当時50代の主婦ミサコさん（仮名）は交通事故に巻き込まれた。運転していた乗用車を駅前に停車させ、知人の到着を待っていた時、斜め後ろから来た車に追突されたのだ。その瞬間「地震か」と思うほどの衝撃を上半身に受け、以後、数分間の記憶がない。

体には特にけがはなく、痛みもないため安心していた。ところが事故の3日後、急に寒気と吐き気が襲ってきた。頭痛も起こり、どんどん悪化した。「脳みそが飛び出しそうな激痛で、こめかみのあたりがギリギリと締め上げられているよう。まばたきをするだけでも痛く、目を開けていられなかった」

整形外科を受診し、脳の画像検査などを受けたが異常は見つからなかった。激しい痛みの訴えに、医師はデパス（チエノジアゼピン系）を処方し、飲むと苦痛が少しやわらいだ。この薬は海外ではあまり使われない抗不安薬だが、筋肉の緊張をとる作用から日本では鎮痛目的の処方も多い。国際的な認知度は低く、国際基準に基づく向精神薬には指定されていないが、ベンゾジアゼピン系と同様の依存性が指摘されている。

ミサコさんは痛みの原因を知るため、整形外科を何ヵ所も回った。しかし、どこに行っても原因は分からず、医師たちは詐病と決めつけた。

「それほど痛いのなら僕の前で死んでみて」

「〔事故の相手を〕裁判に訴えたいのだろう」

だが不思議なことに、医師たちは痛みなどないはずだと言いつつ、一方で鎮痛目的のデパスやベンゾ系抗不安薬を処方し続けた。

約2年間、一時的な薬の変更はあったが、ミサコさんはデパスを飲み続けた。服薬が長期化するうちに鎮痛効果は薄らいだが、それでも求めてしまう不思議な薬だった。

「飲むと、何とも言えないブワーッとした感じでうれしさがこみ上げてきて、痛みがあまり取れなくても安心する。本当は何も解決していないのに、心配なんかいらないと楽観できた。私にとっては覚せい剤のような感じで、このままで大丈夫なのかと思いながらも、かなり依存していました」

## やっと分かった病名

だが、偽りの「幸福感」から覚めると激痛だけが残った。痛みで顔がゆがみ、うまくしゃべれないほどだった。一人で抱え込むしかない苦痛に初めて耳を傾けてくれたのは、痛み治療の専門医として知られる戸田《とだ》克広《かつひろ》さんだった。事故の状況などを詳しく聞いた戸田さんは、まず脳脊髄《せきずい》液減少症を疑った。

この病気は、脳や脊髄の周囲を満たす脳脊髄液が、これを閉じ込めている硬膜《こうまく》にできた小さな穴から漏出《ろうしゅつ》し、減少する。すると脳脊髄液の中に浮かぶ脳の位置が水位低下の影響で下がり、脳につながる神経が引っ張られるなどして様々な症状が現れると考えられている。特に、起立時に発生する激しい頭痛やめまい、倦怠感、視覚障害などが起こりやすい。

外傷後の専門的な検査で、脳脊髄液の漏出が見つかる人は近年増えてきたが、以前は多くの医師が「硬膜の穴は外傷では生じない」との定説に固執し、患者は事故の補償が十分受けられないなど苦しめられてきた。度重なる痛みの訴えを「気のせい」などと決めつけられ、精神科で見当違いの投薬を受け、さらに苦しむ患者が少なくなかった。２０１１年6月、国の研究班が「脳脊髄液の漏出は外傷でも起こる」と認める中間報告を公表したことで、患者たちはやっと「詐病」「誇張」「心の問題」などの誹謗中傷から逃れるきっかけを得た。

ミサコさんは、戸田さんから紹介された総合病院で脳脊髄液減少症と診断された。微量の放射線を出す薬品を腰から髄液中に注入し、その流れを画像化して漏出の有無を見る「脳槽《のうそう》シンチグラフィー」などの検査で判明した。事前に採取した本人の血液を少量、腰椎などから注入し、固まった血で硬膜の穴をふさぐブラッドパッチ療法を受け、苦しみ続けた頭痛がやわらいだ。以後もこの病院で通院治療を続けた。

## 治療の妨げになる抗不安薬

だが頭痛が完全に消えたわけではなく、手足の痛みやしびれなどはそのままだった。交通事故などの衝撃で、脳の神経細胞をつなぐ線維が断裂するなど、微細な損傷が脳の広範囲に及ぶ軽度外傷性脳損傷（MTBI）を合併している可能性があった。

この損傷を負うと、事故直後の短時間の意識喪失の後、体の痛み、手足の麻痺、嗅覚障害、視野狭窄《きようさく》、難聴、頻尿、てんかん発作など、様々な症状が現れる可能性がある。根治できる治療法はない。通常の画像検査では損傷が写らず、患者の訴えは「大げさ」「金目当て」などと決めつけられ、不当な扱いを受けることが多い。さらに衝撃で脳下垂体が傷つくと、ホルモン分泌などの異常で精神症状が現れることもある。きっかけが事故の場合、精神科でPTSD（心的外傷後ストレス障害）と誤診されやすい。

戸田さんは、ミサコさんに残る慢性疼痛《とうつう》症状から、身体の様々な部分に耐えがたい痛みが起こる線維筋痛症も合併していると診断し、痛み治療を始めることにした。その際、治療の妨げになったのが長期服用していたデパスだった。

「デパスは痛みに即効性がありますが、依存性が高く、長く使う薬ではない。痛みで私の外来を受診する患者の多くが、すでにデパスやベンゾ系薬剤を長期投与されており、効果的な痛み治療の前にこれらの薬の減薬と断薬を行わなければならない。それが私にとっても患者にとっても非常に大きな負担になっています」

ミサコさんは戸田さんのサポートのもと、デパスをソラナックス、続いてメイラックスに置き換えて、半年がかりでベンゾ系薬剤を中止した。一時的に頭痛がひどくなったり、イライラしたりしたが、比較的スムーズに減薬できたほうだった。戸田さんは、減薬中に耐え難い離脱症状が現れた場合は量を少し戻し、そこからまたゆっくり減薬を始めるなど、細かなアドバイスを行っている。それでも離脱症状の苦しみに耐えられず、減薬を諦めて通院をやめてしまう患者が少なくない。

「減薬は短期間に簡単にできると主張する医師たちは、患者が減薬中に突然通院をやめる本当の理由を知らず、うまく断薬できたためと都合よく思い込んでいる。実際は、減薬に挫折して来なくなっているのに」と戸田さんは指摘する。

ミサコさんはその後、戸田さんが鎮痛目的で処方する三環系抗うつ薬トリプタノールなどを適量服用し、体調が上向いた。「タクシーを使う通院以外は外出できないほどだったのに、散歩ができるようになりました。回復していく実感をやっと得ることができました」と喜ぶ。

## 抗不安薬批判はタブー？

臨床現場で日々直面するデパスやベンゾ系薬剤の乱用に危機感を抱いた戸田さんは、これらの薬の副作用や離脱症状などを、世界の研究論文を引用しつつ原稿にまとめた。服薬が著しく長期化すると、抑うつ症状、認知機能低下、骨粗鬆症、せん妄、死亡率上昇などの忌まわしい副作用が起こりやすいことも強調した。戸田さんは、書き上げた原稿の出版を目指し、医療系の出版社数社に声をかけたが採用されなかった。ある出版社はボツの理由をこう述べた。「当社は精神科の先生方の著作出版も多く、〔このような内容の本は〕仁義的に荷が重い」

この出版社は、仁義を感じる方向を間違っているのではないか。結局、戸田さんの原稿は紙の本にはならなかったが、２０１２年秋、『抗不安薬による常用量依存――恐ろしすぎる副作用と医師の無関心、精神安定剤の罠、日本医学の闇』のタイトルで電子書籍として出版された。

処方薬依存症は、重い場合は入院治療が必要になる。だが対応できる病院は少なく、覚せい剤依存症の治療に取り組むいくつかの病院が、対象を処方薬依存症にも広げて受け入れている。国立精神・神経医療研究センター病院（東京都小平市）、赤城高原ホスピタル（群馬県渋川市)、埼玉県立精神医療センター(北足立郡伊奈町)、神奈川県立精神医療センターせりがや病院(横浜市)、肥前精神医療センター(佐賀県神埼郡吉野ヶ里町)などだが、重症の乱用患者が中心で受け入れ可能数は限られる。

## 減薬とのつらく長い闘い

肥前精神医療センターの治療例を見てみよう。患者は、福岡県に住む40代の男性看護師。1997年、夜勤続きの生活で不眠に陥った。精神科でバルビツール酵系のベゲタミンなど2種類の強い睡眠薬が処方され、飲み始めた。

しばらくは効果があったが、耐性が生じて効きにくくなり、処方錠数が増えた。仕事でストレスがたまると睡眠薬をまとめて飲んで眠り、現実から目をそらすようになった。目覚めた時、筋肉の一部が壊れて、血中に流れ出す横紋筋融解症を起こしていたこともあった。腎機能が低下して命にかかわる状態で、長期入院になった。それでも睡眠薬をやめられなかった。複数の医療機関を受診し、薬を増やした。2010年、呂律が回らなくなり、仕事もミスが続いて病院を辞めた。間もなく生活保護の受給に追い込まれた。

2012年秋、断薬を決意して肥前精神医療センターに入院した。主治医の武藤《むとう》岳夫《たけお》さんは、男性の薬を長時間作用型のベンゾ系抗不安薬に切り替えた後、減薬を始めた。こうすると離脱症状が出にくくなるためだ。同時に、副作用に注意しながら抗精神病薬を一時的に使い、睡眠を確保した。

こうした対策を講じても、男性の不安感は強まった。「先生たちが愚痴でも何でも長く聞いてくれて救われた。もし家で減薬を試みていたら、不安に耐えられず失敗したはず」と振り返る。男性は復職を目指し、外来通院を続けている。

だが、依存症からなかなか抜け出せない患者もいる。抗不安薬を15年以上飲み続ける50代の女性は、薬に耐性ができ、欠かさず飲んでも強い不安などの離脱症状が出る「耐性離脱」に陥っている。そのため服用量が増え、もうろうとした状態で自傷行為に走ることもあった。

肥前精神医療センターに4回入院し、そのたびに減薬治療を受けた。この女性は離脱症状で激しい頭痛が現れる。これに耐えて薬を減らしても、退院直後に別の医療機関で薬をもらってしまう。「頭痛はもう懲り懲りなのに、薬をやめられない。自分でも理解できない」と女性は語る。

それでも医療の支えがなければ、女性の処方薬依存症はさらに深刻になるだろう。武藤さんは「服薬状況を正直に伝えてもらいながら、時間をかけて減らすしかない」と長期戦を覚悟している。

## 覚せい剤依存との相違

依存症治療に力を入れる病院は、外来や入院での減薬指導と認知行動療法を主に行っている。この認知行動療法プログラムは、主に覚せい剤依存症患者を念頭に作られている。患者は依存性薬物の影響が脳に及び、意志だけでは使用をやめられない状態だが、現実からの逃避で薬に走る傾向があり、「自己評価が低く自信がない」「本音が言えない」「人を信じられない」「見捨てられる不安が強い」などの共通点がある。こうした自分の弱さを自覚し、受け入れ、行動の修正をはかることで再発防止を目指す。複数の患者と病院スタッフが対話するグループ療法がプログラムの中心になる。

処方薬依存症の患者も、乱用に陥る人は不安感や自己評価の低さを薬による酩酊でごまかそうとする傾向が目立ち、こうしたグループ療法に参加して自分を振り返ることが再発防止につながる。だが、常用量の薬を減らすと心身の不調が起こるため服薬をやめられない人は、乱用患者のように強い酩酊感を求めているわけではないので、異なる対応が求められる。必要なのは、減薬段階での適切な置換薬選択や、強まる不安感などを和らげる心理的サポートなどだが、多くの医療機関ではこうした対応は望めない。

２０１２年暮れから２０１３年春にかけて、厚生労働省は「依存症者に対する医療及びその回復支援に関する検討会」を開催し、私も構成員として参加した。依存症患者への医療的、社会的支援のあり方を考える厚生労働省初の検討会で、アルコール依存症と覚せい剤依存症の対策が議論の中心になったが、私は処方薬依存症に対しても同様の対策を緊急に行うことを求めた。すると他の構成員からも同様の声が相次ぎ、報告書では「向精神薬の依存」が支援対象として明記された。今後、この報告書を具体化し、処方薬にも対応した依存症治療施設を増やしていくためには、被害者が一体となって声を上げるなど、組織的な訴えが欠かせない。

## 頼れる医師がいない

減薬は医師に相談しながら行うのが大原則だが、残念ながらまだ、周囲に頼れる医師がいないケースが圧倒的に多い。そのような場合、ほかの患者が冷静に記した体験談が参考になる。

翻訳家の北野《きたの》慶《けい》さんは、2013年5月、電子書籍『私、どうしても薬〔向精神薬〕やめられないんです——向精神薬依存症者の激白』を出版した。12年半続けたベンゾ系薬剤や抗うつ薬などの服用と減薬、挫折、再服薬の経験を「反面教師のアドバイス」の視点で冷静に振り返った内容で、断薬失敗の原因も細かく分析している。

北野さんは訴える。

「私は決して意志が弱い人間ではありませんが、気付かぬうちに依存症になっていました。みなさんは、こんなことで一度しかない人生を台なしにしないでください。うつやパニック障害、強迫性障害などの心の病は、それを生んだ原因を突き詰めて改善する努力をすれば、いつか自然と消えていきますが、ひとたび処方薬依存症になったら、そこから脱するのは容易なことではありません」

断薬に一度失敗した北野さんは、体調を整え、再び減薬に挑むことも考えているが、60代という年齢を考えると「ひどい離脱症状に長期間苦しむよりも、残りの人生、薬を飲み続けたほうが楽かもしれない」との思いもある。だが、どちらの道を選択しても「私を薬物依存症にした医療への怒りは絶対に忘れない」と話す。

高知県に住むエッセイストの渡辺瑠海《わたなべるみ》さんも、2013年6月末、体験記『シャンビリ・ヘル――ベンゾジアゼピン離脱症状との闘い』を電子出版した。シャンビリとは、抗うつ薬パキシルやベンゾ系薬剤の離脱症状として現れることがあるというシャンシャンという耳鳴りと、体のあちこちがビリビリする感覚を合わせた造語で、インターネットでよく使われている。

## 患者どうしの情報交換

渡辺さんは、ストレスや疲労から生じた過緊張の状態を「パニック障害」と診断され、3年近く飲み続けた抗不安薬や睡眠薬で耐性離脱の状態に陥った。読売新聞夕刊「からだ面」の記事で常用量依存を知り、主治医に相談したが、「病気の悪化で症状が強まっている。薬を増やす必要がある」と言われ、理解を得られなかった。

そこで2013年2月から、独自に減薬を始めた。3ヵ月ほど激しい離脱症状が続き、めまい、聴覚過敏、幻聴、幻視、不眠、感覚過敏、自殺衝動、自責の念などに見舞われた。苦しみに耐え、歯を食いしばり続けたため奥歯が1本折れたが、6月初めには仕事を再開できるまでに回復した。復帰第1作が『シャンビリ・ヘル』だった。

「私の場合、小さな物音でも脳に突き刺さるような聴覚過敏がひどかったのですが、射撃用の耳栓でだいぶ楽になりました。離脱症状は一進一退を繰り返しますが、日々のつらさを点数化してノートに書き続けたことで、少しずつでも快方に向かっているという実感を持つことができた。医師を頼れない現状では、こうした離脱症状を乗り越えるためのコツを、体験者が寄せ合えるような自助グループが各地に必要だと思います。もし誕生したら、私も可能な限り協力したい」と渡辺さんは話す。

患者どうしの情報交換は大切だが、気になる動きもある。ある患者は「宗教家を名乗る人から50万円で断薬できると持ちかけられた」という。今後ますます悪質な減薬商法が拡大する恐れがあるので、注意していただきたい。

## 薬剤師と医師との微妙な関係

不適切処方や漫然投薬を防ぐためには、薬剤師の力が欠かせない。東京女子医大病院では、２０１２年秋、精神科薬物療法認定資格を持つ薬剤師の高橋《たかはし》結花《ゆか》さんが中心となり、処方薬依存症に注意をうながすパンフレットを作成して病院全体で患者への配布を始めた。すでにベンゾを多く服用している患者には、薬剤師らが減薬のアドバイスを行う。その際、強調するのが「数ヵ月から年単位で減らすこと」。高橋さんは「減薬を急ぎ過ぎるとつらい離脱症状が現れ、失敗してしまう。一度挫折すると不安感がますます募り、再度の減薬がしづらくなる。それを防ぐため、できるだけ慎重に、ゆっくり減らすことを勧めています」と語る。こうした取り組みは勤務医の処方にも影響し、東京女子医大病院のベンゾ処方件数は減少し始めた。

調剤薬局の薬剤師の力を十分生かすことも必要だ。薬剤師法はこう定めている。

**第24条　薬剤師は、処方箋中に疑わしい点があるときは、その処方箋を交付した医師、歯科医師又は獣医師に問い合わせて、その疑わしい点を確かめた後でなければ、これによって調剤してはならない。**

薬剤師から医師へのこうした問い合わせを疑義照会《ぎぎしょうかい》といい、処方箋に不適切な用法用量や併用禁忌《きんき》の組み合わせが見つかった時などに行われる。医師が通常の範囲を超える処方などを意図的に行った場合は、薬剤師が納得できるように説明しなければならない。疑義照会を怠り、患者が被害を受けると、医師だけでなく薬剤師も責任を問われる可能性がある。

だが、プライドが高い医師との関係の中で、薬剤師が疑義照会を繰り返すことは容易ではない。特に門前薬局の場合、医師の機嫌を損ねるとしっぺ返しを食らう恐れがある。首都圏で約30年間、調剤薬局を営む60代の薬剤師フジタさん（仮名）の体験を紹介してみよう。

フジタさんの薬局は、ターミナル駅近くの繁華街にある。すぐ近くに精神科のAクリニックができ、当初はそこから多くの患者が処方箋を持ってやって来た。だがAクリニックの患者と数ヵ月接するうちに、診断や処方の異常さに気付いた。

Aクリニックは、うつ病の診断数が周辺の精神科クリニックよりも明らかに多かった。

死別などに起因する落ち込みでもすぐにうつ病になってしまうようで、抗うつ薬の処方指示が絶え間なく続いた。初診時はＳＳＲＩの単剤処方だが、すぐに別のＳＳＲＩやＳＮＲＩなどが加わって抗うつ薬が2剤、3剤になり、半年もすると抗パーキンソン薬や抗不安薬、睡眠薬などが追加され、8剤、9剤になる患者が多かった。それで改善に向かうのならいいが、その気配すらなかった。

目に余る過剰な投薬が始まった当初、疑義照会をした。すると院長は悪びれず言った。

「うちはテーラーメード医療です。処方は患者の状態に応じて独自の考えで行っているので、問い合わせは一切しないでください」

以後も疑義照会を繰り返したが、答えはいつも「そのまま出してください」。院長は電話に出ず、受付の職員がそう答えることも多かった。一方で、院長は患者に「薬局で用量が多いと言われるかもしれないが、そのまま出してもらいなさい」と言ったり、「うちは高い薬を使うので、〔薬代の負担が1割になる〕自立支援を申請してください」と求めたりすることもあったという。

このように、薬剤師が疑義照会を行っても医師が処方の意図を十分説明せず、「そのままでいい」と押し切るケースは少なくない。「調剤して本当によかったのか」。薬剤師たちは日々、葛藤している。

## 隣に突然調剤薬局が

Aクリニックの患者は、地域性もあって若い人が多い。多剤大量投薬の影響で太り、悩みを深める人が目立つようになった。30代の女性は、複数の抗うつ薬を飲み始めて1ヵ月で体重が3kg増え、その後も増加が続いて半年で10kg増になった。この急激な肥満で女性はさらに落ち込み、うつ状態が悪化していることが調剤中の会話で分かった。そこで、フジタさんは「薬を減らしたほうが良くなるかもしれません」と伝え、いつも納得できる処方箋を出す別の精神科クリニックの受診を勧めた。女性はそこで減薬を進め、すっかり回復した。

大量の薬を服用する別の患者が「最近、動悸《どうき》がして」と漏らした時には、すぐに総合病院の受診を勧め、心膜炎と分かったこともある。薬が心膜炎を引き起こした蓋然性は低いが、Aクリニックの院長は、不整脈を起こしてもおかしくないほどの大量投薬を続けながら、患者の動悸の訴えすらもきちんと聞いていなかったのだ。

患者を守るため、こうした対応を続けていたある日、フジタさんの薬局の隣に、まるで当てつけのように別の薬局がオープンした。その日以来、Aクリニックの新規患者はこの新しい薬局に行き、フジタさんの薬局にはいっさい来なくなった。Aクリニックの受付で、患者を新しい薬局に誘導しているようなのだ。これが事実だとすれば、Aクリニックは禁止行為を行っていることになる。

**保険医療機関及び保険医療養担当規則**
**第2条の5**（特定の保険薬局への誘導の禁止）
**保険医療機関は、当該保険医療機関において健康保険の診療に従事している保険医**（中略）**の行う処方箋の交付に関し、患者に対して特定の保険薬局において調剤を受けるべき旨の指示等を行ってはならない。**

訪れる患者は減ったが、フジタさんに後悔はない。若い頃、ミドリ十字で働いたことがある。この製薬会社に根付く隠蔽《いんぺい》体質に気付き、薬害エイズ事件が起こる前に辞めたが、以来、「薬害を防ぎたい」との思いで患者に積極的に接するようになった。

Aクリニックの処方箋を持った太めの患者たちが、フジタさんの薬局には目もくれず、隣の薬局に吸い込まれていく。フジタさんはもう、こうした患者たちにアドバイスをする機会がないが、それでも「薬剤師として、あの患者さんたちを何とか救う手はないか」と考え続けている。

## 依存症になった薬剤師の告白

続いて、西日本に住む20代の男性薬剤師の体験を取り上げる。彼は薬の専門家でありながら、ベンゾジアゼピンの依存症に陥ってしまったという。

私は薬剤師で、恥ずかしい話なのですが、ベンゾジアゼピンの悪影響についての知識が極めて浅いものしかありませんでした。そのせいで私自身、誤った認識から通算3年ほど服用し、離脱症状に苦しむはめになりました。

たまたまネットで検索して「アシュトンマニュアル」のことを知り、自分の体調不良は離脱症状によるものだと知ることができました。時間をかけた減薬で、やっと落ち着いてきたところです。以前は、薬を中止しては体調がおかしくなり、理由が分からないまま絶望感を深め、薬を再開するということを繰り返してきました。薬学部の教育の多くは製薬会社で働くことを目的に行われ、普通に勉強しているだけでは、このような重大な副作用を十分知る機会はありません。これは大変な問題だと思います。

周りの薬剤師に聞いても、1〜2週間くらいの離脱症状はあるという認識でしたが、数ヵ月から年単位で出る場合があることを知る人は一人もいませんでした。私自身、アルバイトをしていた調剤薬局で睡眠薬の副作用を聞かれ、「心配ありません」と言ってしまったこともあります。

今まで患者さんに誤った情報を提供してきたと思うと心苦しくなりますが、恐らく多くの薬剤師も同様な状態ではないでしょうか。ちなみに私が受診していた医師も似たような認識でした。

精神医療について、以前から疑問を持ってはいました。数枚にわたって書き込まれている処方箋などをよく目にすることがあったからです。でも、特に精神科の処方についてはふれてはいけないというか、余計な不安を煽《あお》るなという医師からの苦情もあり、患者さんに指導を行ってはいけないような暗黙のルールが薬剤師の間にあります。ですが、このような深刻な副作用、離脱症状が現れてしまう事実がありながら、その情報を提供せずにいるというのは許されないことだと思います。

ベンゾ系薬剤の節度ある使い方が広がるように、薬剤師の本来の力を薬局でも発揮していただきたい。薬剤師の体験談をもう一つ紹介しよう。患者への対応の仕方が参考になる。

私は以前、地元薬剤師会の健康保険関連の仕事で、薬局の指導に立ち会ったことがあります。そこで、ある患者の精神科での処方と、薬局の薬歴記載内容を確認し、「この患者は明らかに不自然かつ不必要な濃厚処方で健康被害を受けている」と指摘しました。ところが、医師会から派遣された医師の指導官は「薬剤師が断定できる話ではない」と問題にしようとしませんでした。

その後、医師の指導官らと全体会議を持つ機会があり、「精神科では諸外国のガイドラインとかけ離れた処方が目立つ。それなのに状況を改善するための指導がないのはどうしてか」と質問しました。すると複数の指導官が、口をそろえて「精神科は特殊でアンタッチャブルだから」と言いました。

そんな状況ですが、薬剤師として患者さんのために行えることはあります。私が住む地域にも精神科を標榜《ひょうぼう》する病院やクリニックは複数存在しますが、不自然な濃厚処方をしない医療機関はありません。濃厚処方への疑義照会を行っても納得がいく回答や処方変更が得られなかった場合、私は患者さんにセカンドオピニオンを勧めています。

例えば、不登校をきっかけに精神科に通い、薬が増えるたびに急速に表情までおかしくなった若者のケースでは、親に連絡をしました。話を聞くと、親も精神科の対応に疑問を持っていると分かりました。そこでアドバイスをしました。

「濃厚処方を改善するにはセカンドオピニオンしかありません。薬が増えるたびにおかしくなっているという疑問や不信感を、別の医療機関でしっかり訴えてみてください。ただし、薬剤師に言われたと言ったら次の医師も素直には聞いてくれませんから、ネットで調べて疑問を持った、などと訴えてみてください」

私はこのやり方で、少なくとも3人は救いました。不思議なことに、普段はA病院もB病院も濃厚処方をしているのに、A病院で濃厚処方だった患者がB病院に行って先のように訴えると、2桁処方が数ヵ月で2〜3剤に、あるいはたった1剤になります。これは医師の心理をうまくついた方法なのかもしれません。薬局の薬剤師の機転で救える患者は多くいるはずです。

薬剤師からの声かけを待つだけでなく、患者や家族もためらわず薬剤師に質問して欲しい。信頼できる薬剤師が見つかれば、薬害から身を守ることができる。

# 第7章　暴言面接

医療ルネサンス　No.5411　精神科面接を問う　1/5

## 患者への暴言　後絶た

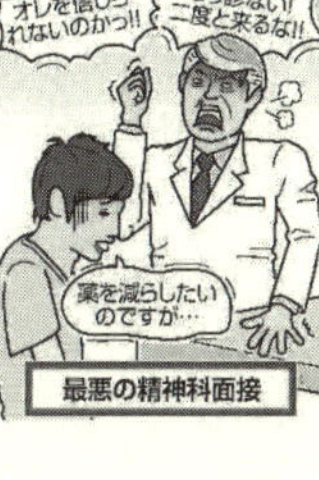
治す気あんのか!!
オレを信じられないのかっ!!
もう診ない!
二度と来るな!!
薬を減らしたいのですが…
最悪の精神科面接

患者の話をよく聞き、回復に導く精神科面接（支持的精神療法）の質の低さが問題視されている。

今春、札幌市で開かれた日本精神神経学会学術総会のシンポジウムでも議論された。司会を務めたフジ虎ノ門整形外科病院（静岡県御殿場市）の精神科医、斉尾武郎さんは指摘する。

「マニュアル化された診断基準の普及で、医師は患者の症状の背景にある環境的要因に目を向けなくなった。今の精神医療はマニュアル片手の『料理本医療』。癒やしの場であるはずの診察室が患者と医師双方にとって気まずい場になっている」

精神科医の言葉や態度に不満を抱く患者は多い。統合失調症の治療を受けていた東京都の40歳代の男性は、症状が安定して精神保健福祉士の資格を取り、仕事を探し始めた。その際、今後の生活を考えて減薬を希望すると、主治医は急に怒り出した。

「指示通りに薬を飲まないと、就職
出す意見書
師の指示に
きますよ」
男性はす
たが、今も
怒りがこみ
「精神疾
職に就くこ
精神科医が
ない。患者
頭になく、
の行動を抑
り考えてい
脅し文句が
う」
精神科医
く接するこ
わけではな
考えて、あ
することも
療の一環と
い暴言を患
る例が後を
東京都の
うつ病と診
療を受けて

精神科医の面接能力の問題点を指摘した、読売新聞「医療ルネサンス」の特集記事（2012年9月14日～20日）

## 問題の原点は医師の面接力不足

誤診、過剰診断、多剤大量投薬、漫然投薬。これまで取り上げてきた様々な精神医療問題の背景には、精神科医の面接力不足がある。「面接に自信があれば、すぐに薬を出さなくても済むんだけどね」とぼやく精神科開業医や、「患者の話が長引きそうな時、診察のオチをつけるために『それじゃあ薬出しておきます』と言ってしまう」と苦笑する精神科教授がいる。

技術のなさを自覚し、分かったふりをせず、自分ができる範囲で患者を支えるのなら、まだ救われる。だが、治療がはかどらないことまで患者のせいにして、すぐに逆切れする精神科医が少なくない。精神科に長く通院する人たちの多くが、精神科医に「怒鳴られた経験」や「嫌みを言われた経験」「ばかにされた経験」がある。心を癒やすはずの診察室で、精神科医たちは自分の感情を露《あら》わにし、心病む人たちをますます傷つけている。

## 患者を怒鳴りつける医師

２０１２年５月、札幌市で開かれた第１０８回日本精神神経学会学術総会のシンポジウムでは、精神科面接の質の低さが話題にのぼった。このシンポジウムの司会を務めた精神科医の斉尾武郎さんは、こう指摘する。

「マニュアル化された診断基準の普及で、医師は患者の症状の背景にある環境的要因に目を向けなくなった。今の精神医療はマニュアル片手の『料理本医療』。癒やしの場であるはずの診察室が患者と医師双方にとって気まずい場になっている」

具体例を挙げてみよう。

1人目は、統合失調症の治療を長く受けていた東京都の40代の男性。症状が安定して精神保健福祉士の資格を取り、仕事を探し始めたが、今後の生活を考えて主治医に減薬を希望すると、いきなり怒鳴られたという。

「指示通りに薬を飲まないと、就職内定時に会社に出す意見書に『この人は医師の指示に従わない』と書きますよ」

男性はすぐに病院を変えたが、今も思い出すたびに怒りがこみ上げる。

「精神疾患患者が新たな職に就くことの大変さを、精神科医が知らないはずはない。患者の立場などは念頭になく、過剰な薬で患者の行動を抑制することばかり考えているから、こんな脅し文句が飛び出すのでしょう」

精神科医が、患者に厳しく接することがすべて悪いわけではない。治療効果を考えて、あえてきつく対応することもある。だが、治療の一環とはとても思えない暴言を患者が浴びせられる例が後を絶たない。

東京都の30代の男性はうつ病と診断され、投薬治療を受けても改善しなかった。ある日、主治医は語気を荒らげて言った。「あんた、治す気あんのか」

主治医は、この男性の生活習慣などで気になる点があり、改善を求めたのかもしれない。だが「あんた」は患者に使う言葉ではない。男性は言う。

「治す気がないのに通院する患者はいない。こんな言葉を患者にぶつける医師のほうこそ、治す気がないのではないか」

**暴言・セクハラ発言のオンパレード**

対人関係の問題などで自分を自閉症スペクトラムと疑い、精神科医院を受診した40代の女性は、初対面の院長にこう言われたという。

「あんたは病気じゃない。どうせ2ちゃんねるとか、インターネットのいいかげんな情報ばかり見てるんだろう。あんたは病気じゃない。女は生物学的に劣っていて、頭が悪くてかわいそうだ」

仮に院長の見立て通り、この女性は病気ではなかったとしても、悩んだ末に頼った医療機関でこのような暴言の連打を浴びせられたら、本当に精神疾患になりかねない。実際、ショックを受けた女性は抑うつや不眠がひどくなり、別の医療機関で中等度のうつ病と診断された。この院長は、女性関係に恵まれない人生を送ってきたのかもしれないが、患者は私恨を晴らすサンドバッグではない。

心ない言葉を何度も浴びせられた経験を持つ別の女性患者は訴える。

「精神疾患になると、精神科医からも人間として対等に扱ってもらえなくなるのです」

2012年11月13日の読売新聞朝刊解説面では、ベンゾジアゼピン漫然投薬問題を改めて取り上げ、原因の一つとして精神科医の面接力不足を指摘した。この記事をかかりつけの精神科クリニックに持参し、睡眠薬の減薬の相談をした読者から、こんな声が届いた。

「記事を見せながら『薬を減らしたい』と言うと、主治医が急に『そんな記事は読むな。そういうのは迷惑なんだよ』と怒り出したんです。記事に書いてある通りだったので驚きました。患者のほうがよほど迷惑しているのが分からないのでしょうか」

精神科には対応が難しい患者が集まりがちなのは事実だ。それなのに、多忙な精神科医は面接時間を十分とれない。被害妄想を抱きがちな患者が、精神科医の何気ない言動を悪意に受け止めてしまう場合もある。精神科医は日々、厳しい環境に置かれている。

診療報酬上も、精神科医の面接力は十分評価されず、面接に力を入れるよりも、処方だけしてより多くの患者に対応した方が利益を得られる。それでも限られた診察時間の中で、認知行動療法や対人関係療法、森田療法、SST（生活技能訓練）などの技術を駆使し、患者を支える精神科医もいる。一方で、患者の顔をろくに見ず、処方だけして「一丁あがり！」の精神科医もいる。どちらに行くかで、病気の予後は天と地ほども変わってしまう。

**面接技術の底上げが急務**

精神科医は、患者は、今後どうすればいいのか。精神科医の面接力の低さを以前から指摘している北里大学医学部精神科教授の宮岡等《みやおかひとし》さんに聞いてみた。

著者　日本うつ病学会のうつ病治療指針では、軽症うつには薬よりも面接（支持的精神療法）を重視すると明記されました。精神科医の面接力を上げる早急な対策が必要ではないでしょうか。

宮岡　面接技術の差は確かにあります。面接の基本は、患者さんの症状や状況をよく聞いて共感し、今できることを一緒に考えることです。面接時間が5分を超えれば支持的精神療法の診療報酬を請求できますが、「どのくらい憂うつですか。では薬を増やしましょう」だけでは精神療法とは言えません。今後、定義を明確化し、面接技術の底上げを図る必要があるでしょう。

著者　精神科医の中には、面接中に患者に暴言を浴びせる人もいます。面接の基本を習得していない医師をどうしたら変えられますか。

宮岡　そのようなことがあるとすれば、面接技術以前の問題ですが、面接にも副作用があることを医師や心理士は知っておいて欲しいと思います。不適切な言葉や態度は患者を傷つけ、薬物治療の副作用よりも、長期にわたって患者さんを苦しめる場合があります。

新臨床研修制度が導入されて以降、すべての研修医は医療面接の技法を学ぶようになりました。模擬患者に問診を行い、コミュニケーション力を磨くのです。この研修を経た若い医師は、「患者を悪い気持ちにさせない」という最低限の面接技術は身につけているため、精神科医になった後も役立っています。

著者　ベテランの精神科医の面接技術をより向上させるにはどうしたらよいですか。

宮岡　面接を他の精神科医が見て、一緒に議論できるような教育の場をもっと作れないかと考えています。それが広まれば、次の段階として、他の医師が面接を審査、評価する制度を作ることも考えられます。これには個人情報の保護や患者さんの協力が必要です。精神科の診療は密室で行われやすいため、今後どう透明化していくかも課題です。

著者　面接で患者が心掛けるべきことはありますか。

宮岡　現在の症状や治療法について、精神科医に遠慮せずに質問してください。例えば、うつ病であれば日本うつ病学会の治療ガイドラインを持参し、「私の今の状態はガイドラインのどこにあたりますか」などと聞いてみる。薬に関しては、薬剤師に何でも質問をし、そこで疑問が生じたら主治医に尋ねてみてください。

このような質問でへそを曲げたり、怒ったりする精神科医なら、別の医療機関に移ったほうがよいでしょう。好ましくない精神科医のもとには患者さんが集まらず、精神科医が淘汰される状況ができたほうがよいと思います。

## 患者を見下す精神科医たち

「淘汰」を進めるために、患者の体験談をさらに紹介していこう。

「具合が悪かった時、主治医に状態を詳しく伝えると、見立ての代わりに『あなたは今日、どれだけ外来が混み合っているか考えたことがありますか。あなたのくだらない話を聞いて、もうすでに15分も経過してしまった』といきなり怒られました。主治医は黙って話を聞いていたので、それほどご立腹だとは分かりませんでした。ショックで、もうこのクリニックには行けなくなってしまいました」（マリさん・仮名）

「いろいろあって落ち込んだ時、話を聞いてもらいたくて精神科を受診したら、私の話などほとんど聞かずに『一生治らないから薬をずっと飲み続けるんだよ』と強く言われました。それ以来、精神科には行かず、薬も飲んでいないのに今はすっかりよくなりました」（キョウコさん・仮名）

「摂食障害とうつ病がカウンセリングで良くなり、薬を飲まなくても大丈夫だったのに、主治医が代わると急にこう言われました。『僕の出した薬を飲まないのなら、もう診ないよ。今日のカウンセリングは受けられない。カウンセリングのオーダーを出すのは僕だからね。薬をつべこべ言わず飲んで』。この病院の医療相談室に駆け込み、改めて別の医師に相談してやっとカウンセリングを受けることができました。でも、私のように声を上げる人は少なくて、不要な薬がどんどん処方されてしまう人が多いと思います」（ミユキさん・仮名）

「長く通い、それなりに信頼していた主治医だったのですが、減薬の相談をするといきなりキレて、怒鳴り始めました。『オレのいうことがきけないなら、もう来なくていい』というのです。患者は精神科医の奴隷なのでしょうか。自分の治療に自信があるのなら、薬を続ける意味をうまく説明できるはずです。自信がなかったからキレて誤魔化したのでしょうね。おかげでクリニックを変える決心がつき、今となっては本性を現してくれてよか

ったと思っています」（タカオさん・仮名）

こうした体験談を並べるだけで、本が一冊できてしまうほどだ。仕事中の過度の緊張などで精神科クリニックを受診した20代の女性に、院長の女医が引きこもりの息子を紹介したケースを取材したこともある。女性に大量の薬を処方して言葉巧みに家に招き、「つきあってみない？」と息子に引き合わせたのだ。医師の力を悪用した卑劣な行為といえるだろう。

だが、女医が期待するような状況には発展せず、女性は不信感を募らせて通院をやめた。ところが以後も、女医は女性の家に手紙を何度も送ってきた。

実物を読ませてもらったが、思い込みが激しい内容で、かなり病んでいる印象を受けた。その後、女性は別の精神科で「精神疾患とはいえない」と診断された。病気なのは女医のほうだったのだろう。

精神科医の中には、自ら精神疾患を患い、向精神薬を大量に服薬している人がいる。自分の病気を患者理解や共感につなげるのならよいが、日々の診療で病気がマイナスにしか働かない場合は、患者よりもまず自分を治すのが先決ではないか。

### 内装やホームページでは分からない医師の実力

暗い印象を持たれがちな精神科のイメージアップをはかるため、施設内を明るく落ち着いた雰囲気に改装するクリニックや病院が増えている。しかし、見栄えばかりで中身が伴わない精神科も存在する。ある女性患者は、2ヵ所のクリニックで対照的な体験をした。手記とインタビューをもとに、談話の形で紹介する。

20代前半の時、ノイローゼのような不安感に陥り、精神科に2ヵ所行きました。

1ヵ所目は学校で紹介してもらった所で、雑居ビルにある本当に小さくて狭い、粗末な感じの精神科でした。でも先生はすごく丁寧に話を聞いてくれ、それだけで安心した記憶があります。別の日に予約を取る際に、予約はいっぱいですと言われたのですが、きちんと「緊急ですか」などと聞いていただけました。自殺寸前のせっぱ詰まっている患者もいると思うので、有り難い対応だと今では思います。

引越し後に行くようになった2ヵ所目は、ネットで探した所でした。駅ビル内にあるキレイな場所で看護師さんも数名おり、カウンセラーもいました。診察室はまるで豪華な書斎の様で、間接照明におしゃれなインテリアでした。でも、医者の発言は横柄で最低最悪でした。

「私の言うことをちゃんと聞いていれば治るから」とか、今の精神状態で働けるかどうか不安で一杯だった私が「こういう状態でも働けますか」と聞くと、馬鹿にしたようにプッと笑って「さあ。あなたが働けるかどうかは分かりませんけど」などと言われ、ものすごく傷つきました。

診察の後、カウンセリング室でカウンセラーと対話もしましたが、単なる世間話のようで、何が治療なのかよく分かりませんでした。ホームページから受ける印象は癒やしの空間といった感じで、好感を持って受診したのですが、結果、帰りには診察券を破り捨てるくらい嫌な気持ちにさせられました。

この時の経験がトラウマになっており、今でも心がひどく滅入り、自殺念慮《ねんりょ》が出てきた時でもなかなか精神科に行くことができません。馬鹿にされ、鼻で笑われるかもしれないと思ってしまうのです。

一つ目のように良い先生に当たれば、話を親身に聞いてもらうだけでも随分気持ちが軽くなるものです。ホームページもなく、本当に地味な所でしたが、見栄えに誤魔化されてはいけないなと思いました。まともな精神科医が増えて欲しいものです。

## 「性格は治せない」と診療拒否

続いて、アルコール依存症やうつ病、処方薬依存症などを患った女性の体験を紹介する。精神科医が精神医療の基礎すら踏まえず、自分の好き嫌いだけで患者を突き放したケースだ。

私がアルコール依存症の専門病院に入院することになった時のことです。それまでは院長に診てもらっていましたが、入院当日は休みだったため、別の医師に診ていただくことになりました。すると、その医師はこう言ったのです。

「あなたの病気を治すことはできない。なぜなら、アルコール依存やその他の精神疾患はあなたの性格と同じで、その性格を病院に治して欲しいと言うのは筋違いだ」。そして入院を拒否されました。

後に、その医師はアルコール依存症の専門医ではないと知りましたが、あの時の衝撃は今も忘れられません。精神疾患がすべて性格の問題ならば、こんなに苦しむことはないはずです。

その後、他のアルコール依存症の専門病院に入院し、担当医にこの話をしたところ、「精神科の医師がそのような言葉を投げつけることはあり得ない」と驚かれました。この入院で、アルコールをやめることができました。今の病院の先生方に、本当に良くしていただけたからだと思います。

もし最初の病院にすんなり入院できていたとしても、あの様な考えの医師がいる病

——院では、今のような回復は望めなかったと思います。

## 自殺を指南する精神科医も

自殺願望に悩む患者に首吊り自殺を煽り、懇切丁寧にやり方まで教える精神科医もいる。40代の女性のケースだ。深刻なPTSD（心的外傷後ストレス障害）に陥った時、薬物偏重の精神科では適切に対応できないことや、抑うつ状態を招く別の疾患の見落としなど、暴言以外にも様々な問題を含んでいる。

---

私は25歳になったばかりの時、当時お付き合いしていた男性をパラグライダーの事故で亡くしました。結婚を意識し、将来に夢を膨らませていた矢先のことです。私がいた場所からわずか数メートル先で、彼の体は岩に激しく打ち付けられ、即死しました。

火葬場で、私も一緒に燃やされていく感覚にとらわれました。それ以来、生きている実感がわかず、事故の瞬間や、霊安室の様子が頭を離れなくなりました。食事中やテレビを見ている時も、脳内に居座るスクリーンに事故の日の様子がずっと投影され続けている感じなのです。

「まだ若いからやり直せる」「彼にふられたと思えばいい」と自分で自分を励まして

も、事故をひとときも忘れることができず、熟睡できなくなりました。ついには「彼のもとに行きたい」と自殺願望がわき、精神科に駆け込みました。すでに事故から2年が経っていました。

診断はＰＴＳＤだったと思いますが、主治医は私に「抑うつ状態」とだけ伝えました。専門的なカウンセリングはなく、抗うつ薬や抗精神病薬などが処方されました。効き目は一向に現れず、薬の一部が2週間ごとに変わりました。「私に効く薬はないのではないか」と不安に陥ったものです。

最も多い時は、1日27錠の薬を服用しました。受診した時は身長157㎝、48㎏だったのに、みるみるやせて39㎏まで落ちました。快方に向かったのは通院開始から2年後、友人の言葉によってです。

久しぶりに会った高校の同級生たちが、本当に心配してくれたのです。そのうちの1人が、私の細くなった手首を握り、「こんなに痛々しくなってしまって……」と悲しんでくれました。

それまでは、落ち込んでいると「いつまでも悲劇のヒロインぶるな」などと周囲に言われ、医師にもフラッシュバックの苦しさを分かってもらえず、苦しくてたまらなかったのです。その頃はもう、ガリガリにやせても、それが危険なことだという認識もなくなっていました。でも友人の言葉で「私にはまだ心配してくれる人がいる」と気づき、その瞬間から、心の回復力がよみがえった気がします。

フラッシュバックや、私が私でないような離人感は薄らいでいきました。でも、慢性的な抑うつ状態は改善しませんでした。結局、抗うつ薬などを10年以上飲み続けましたが、効果は得られなかったのです。この間、睡眠薬や鎮痛剤の依存に陥ったり、自殺願望にとらわれたりしたこともありました。当時はマンションの高層階に住んでおり、発作的に飛び降りたくなることがあったため、怖くてベランダに出ることができず、洗濯物を浴室に干していたほどです。

ある時、電車に飛び込みたいという願望が消えず、予約外でしたが緊急で受診させてもらいました。この日はとても混んでいて、主治医はイライラした様子でこう言いました。

「そんなに死にたいなら勝手に死ねばいい。電車に飛び込むなんて一番迷惑だ。飛び降りだって、遺体の回収にあたる人のことを考えたことがあるのか。そんなに死にたきゃ、家で首吊って死になさい［この後、主治医はタオルや下着を使った首の吊り方を具体的に話したが、生々しいのでカットする］。絶命する時に失禁するのが恥ずかしかったら、介護用のオムツをすればいい。それじゃあ、同じ薬を出しておくから」

すがりつく思いで「先生助けて」と受診したのに、しかられた揚げ句、首吊りを勧められてしまいました。帰宅した時には、部屋のどこにロープをかけたらいいか無意識に探していました。「このままでは医者の言葉に殺される」とノイローゼに陥り、受診すらできなくなってしまいました。

この女性は自殺をしたかったわけでも、自殺をほのめかして医師を困らせたかったわけでもない。このままだと本当に自殺しかねない自分を恐れ、最悪の事態から逃れる方法を教えて欲しかっただけだ。ところが、主治医が勧めたのは首吊りだった。

女性はその後、別の医療機関で検査を受けて、てんかんと分かった。抗うつ薬を減らして抗てんかん薬を飲み始めると「抑うつがウソのように消えた」という。暴言を浴びせた主治医は神経科の看板も掲げていたのだが、抑うつ状態を引き起こすこともあるてんかんを見落としていたのだ。女性はこう続ける。

私はなんとか自殺を踏みとどまれましたが、今も周囲の無理解に苦しむことがあります。家族にも友人にも見放され、最後の砦《とりで》として精神科を頼る患者さんはたくさんいるはずです。それなのに邪険に扱われ、絶望して命を絶とうとしている人が今もいるのではないかと思うと胸が痛みます。

私の友人にも、自殺した人が2人います。このうちの1人は精神科に通院していましたが、全く救いにはならず、私に頻繁に電話をかけてきました。彼女の落ち込みの背景には、人種差別や付き合った男性の裏切り行為など、様々なつらい体験がありました。彼女には子どももいて、何とか支えたかったのですが、私の力だけでは自殺を止めることができませんでした。

心を治せる精神科医は非常に少ないことを痛感しています。多くの精神科医は、対症療法のための薬の処方箋を書くだけの存在で、薬剤師さんのようなものだと今は思うようになりました。でも、それでは患者は救われない。つらい体験を重ね、明日まで生きていられるか分からない精神状態に陥り、それでも必死に生きようとする人たちのために、精神科医の意識の改善を強く求めます。

---

## 暴言発覚の背景には、患者の多様化が

精神科医たちはなぜ、感情にまかせて暴言を放つのか。なぜこんなことが長くまかり通ってきたのか。患者の減薬指導などに力を入れる国立病院の精神科医は、こう指摘する。

「精神科医はこれまで、統合失調症患者に甘え過ぎたのだと思います」

長い間、精神医療の主な対象は統合失調症（精神分裂病）だった。この病気の患者の性格的な特徴を「内向的」「思いやりがある」「やさしい」などとみる精神科医は多い。病気の症状で一時的に荒れることはあっても、統合失調症患者は総じて「真面目」「控えめ」だという。

「最近は、一方的に話し続けるなど疲れる患者が多いので、こちらの多忙な状況を察してくれる統合失調症患者が来るとほっとする」と語る精神科医もいる。そうした、いわば「羊」のような人たちを相手に、大量の薬と長期収容中心のゆがんだ精神医療は成り立ってきた。

ところが1990年代後半から、精神医療の対象が一気に拡大した。社会の第一線で働く人たちが、「うつ病」「不安障害」「双極性障害」などと診断される時代。はっきりと自己主張をし、医師の治療方針にも理詰めで異議を唱える人たちが、精神科の患者になったのだ。彼らが精神科の診察室や病棟で目にしたのは、驚きの実態だった。

「主治医の言動が変。私と絶対に目を合わせず、いつもそわそわしています」
「セカンドオピニオンの相談をしたら急に怒り出した」
「インクのシミの見え方（ロールシャッハテスト）だけで人格障害と決めつけられた」
「初診で抗不安薬が3剤と睡眠薬が2剤出た」

「担当医が代わるたびに診断名が変わる。私は一体、何病なのでしょうか」

読売新聞医療部で精神医療を担当する私のもとには、そうした内容の手紙や電子メールが連日届く。海外からの電子メールも目立つ。国外に出ると、当たり前と思っていた日本の医療技術や医療制度が、実はとても良かったことに気付かされるものだが、精神医療については「日本の異常さを思い知った」とする声が多い。「海外赴任をきっかけに子どもを誤診と過剰投薬から救うことができた」という電子メールもあった。精神医療の問題は諸外国でも数多く指摘されているが、それでも日本よりはマシということなのだろうか。

## 常軌を逸したセクハラ診断

会社員、会社役員、主婦、大学生、国家公務員、地方公務員、医師、看護師、薬剤師、精神保健福祉士、教師……。さまざまな立場の人たちが、精神医療への怒りをぶちまけてくる。大都市の精神科クリニックに勤務していた若い女性看護師ユミコさん（仮名）は、こう訴えた。

「院長が常軌を逸したセクハラ発言を繰り返しています」

この院長は若い女性患者が来ると必ず、「正確な診断のため」と称して性生活について聞き、「性器のどこが一番感じるか」「性行為でイクかどうか」を確認するという。そして「イク」というと、鎮静作用が強い抗精神病薬などを処方するのだという。

長年の臨床経験に基づく独自診断法なのかもしれないが、なぜか男性と年配女性にはこうした質問をしない。そこで、ユミコさんが質問や投薬の真意を問うと、院長は「フロイトを読め」と怒り出し、聞く耳をもたなかったという。このようなクリニックはすぐに評判が悪くなり、「淘汰」されるはずだが、意外にも受診者は途切れない。

「薬を次々と出すので、処方薬の乱用者が好んで受診するのです。こうした常連だけで経営は成り立ちます。院長は地元医師会などで力を持っているため、周囲もうかつなことは言えないのです」

ユミコさんは数ヵ月でこのクリニックを辞め、一般病院に移った。「精神科ではなぜ、あのような犯罪まがいの問診がまかり通るのでしょうか。患者をバカにしています。もう精神科では働きたくありません」

## 信頼できる精神科医にたどり着くのは至難の業

精神科にも優れた医師はいる。だが、患者は行く先々で地雷を踏み、なかなか「当たり」にたどり着けない。患者から信頼されない精神科医たちは、転院を繰り返す患者を

「もともと疑り深い性格だから」「そういう病気だから」と、一方的に患者のせいにして切り捨てる。自らに原因があるとは考えないので、いつまでもおかしな診療を続けていく。

月刊誌『こころの元気＋《プラス》』などを発行する特定非営利活動法人・地域精神保健福祉機構が2013年にまとめた調査では、精神疾患で精神科に通う患者のうち、43％が「信頼できる医師」にたどり着くまでに5年以上を費やしていることが分かった。

回答者は主に『こころの元気＋』の定期購読者で、統合失調症やうつ病などを患う男女計135人。主治医を代えた経験がある人は90％で、回数は2〜3回が33％、4〜5回が29％、10回以上も8％いた。代えた理由は、50％が「治療方針に納得がいかなかったから」だった。

現在の主治医を「信頼できる」と答えた患者は91人。このうち20％は、出会うまでに5年以上、10年未満を費やし、10年以上かかった患者も23％いた。信頼している現在の主治医に対しても、「説明が不十分」とみる意見が多く、病気や薬の説明では全回答者の39％が不満を感じていた。

この調査の回答者は、病気の症状が安定し、『こころの元気＋』に記事を書くなど社会活動を続ける人たちだ。いわば精神医療の恩恵を受けた人たちなのだが、それでも数多くの不満を抱えている。調査対象を広げれば、患者の精神医療不信はさらに濃厚に浮かび上がるに違いない。

医師への信頼感は治療効果にも影響する。向精神薬の作用や副作用に詳しい内科医の長嶺敬彦さんは「うつ病などの治療では、偽薬が治療薬並みの効果を発揮することが珍しくありません。偽薬でうつ病が改善した人は、『効く』と信じて飲んだことで自然治癒力が高まり、脳の神経伝達物質などの働きが回復したと考えられます。そういう意味では、偽薬にも効果があるといえます。処方する医師が信頼できる人であれば、薬の効果はさらに高まるでしょう」と話す。精神疾患の回復には、患者と医師の信頼関係が何より重要なのだ。

ところが前記の調査のように、患者は信頼できる精神科医になかなか巡り合えない。「怖がって薬を飲まなくなる」「いたずらに不安をあおる」「どうせ言っても分からない」「病気が病気なのだから多少の副作用は我慢しろ」。副作用の説明を十分せず、増量一辺倒の投薬や漫然投薬を続ける精神科医の頭の中には、そうした患者軽視の考えがある。これでは信頼関係など築けるはずもない。

**社会に蔓延する「患者軽視病」**

深刻な「患者軽視病」は、一部の精神科医だけが患う希少疾病《しっぺい》ではない。精神医療従事者のだれもが陥りかねない「こころの病」なのかもしれない。福祉の現場から精神科に移った看護師の体験談を紹介しよう。患者を人間扱いしない精神科病院で悩みを深めている。

---

私は最近、精神科病院で働き始めました。認知症の看護がやりたくて就職したのですが、出勤するのがもう嫌になっています。

安全のためにと、立って歩ける人を車いすに縛り付けたり、おむつを無理やりはかせたり、抵抗すると体の自由を奪うため、手を覆うミトンや身体の動きを妨げる服を着せたりするのです。容赦ありません。とても悲しい。患者さんを怒鳴ったり、軽蔑する言葉を投げかけたりする対応は、当たり前のように繰り返されています。

患者さんがトイレやお風呂を嫌がると、無理やり力ずくで連れて行きます。患者さんはいつも叫んでいます。こんな姿を家族が見たらと思うと、ぞっとします。私自身、とても申し訳なく顔をそむけてしまいます。

身体拘束を安易に行い過ぎることについて、病院内で問題提起したことがあります。すると看護師たちから「あなたは精神科のことを知らな過ぎる」「転倒したら責任をとれるのか」などと激しい抵抗を受けました。罪悪感も看護師としてのプライドもなく、自分たちの都合に合わせて患者の行動を制限しているのです。自分よりもはるかに年齢が上の患者さんに、「ちゃん」呼び、「君」呼びが当たり前です。

介護の現場は、身体拘束廃止の方向で動いてきました。高齢者の身体拘束はNGで、認知症といえども、患者さん一人ひとりの思いを大切にする流れが生まれてきました。安易に拘束をしない姿勢が、専門スタッフたちの介護力を上げたのです。

ところが精神科では、今もなお医師が安易に身体拘束の指示を出しています。看護師が手間をはぶくため「拘束したい」というと、すぐに拘束の指示を出す医師が多くいます。夜間の追加の投薬も看護師の希望で行われます。患者さんをおとなしくさせて、楽をするためです。

薬を適切に使えない医師もいます。興奮状態を繰り返す患者さんについて、私が「薬の影響では」と指摘すると、医師は怒り出しました。結局、薬疹《やくしん》が出て投薬は中止になったのですが、その後、この患者さんは元気を取り戻し、穏やかに過ごせるようになりました。全くあきれます。

精神科は今も昔も人権侵害の温床です。2012年に障害者虐待防止法が施行されましたが、病院は対象外ということで腹が立ちます。精神保健福祉法も不満だらけの法律だと弁護士は言います。こんな現状で精神医療がよくなるはずがありません。

まだ少数ではありますが、精神科看護師の中には強い問題意識を持つ人がいます。人権侵害の抑止力として、さらには精神医療を変えるために、これからも問題に深く切り込む記事を書いてください。私たちが様々な圧力に負けず、内側から精神医療を変えていくためには、世論の力が必要なのです。

人間を安易に拘束、監禁する病院に勤務すると、最初は悪意がなくても患者軽視の姿勢になっていく。「暴れられると面倒だ」との発想が先に立ち、患者が暴れる原因を探るよりも、薬による鎮静や身体抑制を優先するようになる。患者のためではなく、病院や職員の都合ですべてが回っていく。これも精神医療の構造的問題といえるだろう。

最後にもう一つ、精神科病院に通院する若い患者の手記を紹介しよう。短い文章だが、精神科のあらゆる問題が集約されている。

---

患者軽視の精神医療が、あたり前のようにまかり通っている世の中が嫌でたまりません。患者の心を救うはずの向精神薬の中には、依存性の高い、言わば麻薬のような薬もあります。それなのに、精神科医は平気でそんな薬を処方する。

どんなに薬のことを精神科医に話しても、「ネットの情報は見るな」「薬の本は見るな」と言う。しかも、私が通院する病院の医師や看護師、精神保健福祉士、作業療法士はみな、言葉が横柄。一番、患者を傷付けてはいけないそんな医療スタッフが、平気で患者を傷つけるありさまなのです。

医師にそれを訴えたところで、改善されるどころか薬を増やし、あろうことか「うっぷんがたまっていますね。カウンセリングを受けたほうがよい」と言う。「は？」。意味が分からない。

しょせん患者は金のなる木。私が通う病院も、こんな時代に病棟が新しくなります。患者のための治療ではない。平気で患者を薬漬けにし、スタッフの暴言で患者を追い詰めている（実際に自殺した患者までいる）。国はもっと、日本の精神医療のあり方をしっかり考えて欲しい。患者がどんなにこの現状を訴えたところで、何も変わらないのが私は悲しい。


---

30年も40年も前から、精神医療の問題は指摘され続けてきた。看護師らの暴行で入院患者が死亡した宇都宮病院事件など、おどろおどろしい問題が表面化するたびに、国は患者の権利擁護をうたった法整備を進めた。だが、精神医療の実態は本当に変わったのだろうか。表面的に取り繕って、変わったふりをしてきただけではないのか。

一目瞭然の診断法や切れ味鋭い治療法に欠ける精神科では、患者と医師が共同戦線で病気に立ち向かうしかない。だが、患者の心が衰弱しているのをいいことに、独りよがりな診断、投薬で振り回し、悪化するとさじを投げ、屁理屈で自分を正当化する精神科医がいる。それが「一部」ではなく、「かなり」いることを私は取材で痛感した。問題を強く認識している精神科医や看護師は、決して少なくない。しかし、内部から抜本的な改革を求める声を上げても、様々な雑音にかき消されてしまう。

耳を澄ませば、社会のあちこちで精神医療被害者の悲鳴が聞こえる。ところが我々も、患者の訴えを「どうせ被害妄想だ」「今時そんなことがあるはずがない」「精神病なのだから仕方がない」と切り捨て、見て見ぬふりをし続けてきた。第4章で紹介した東京高裁裁判長の発言「だって統合失調症なんでしょ」は象徴的だ。

こうした社会全体の患者軽視が、国の対策を遅らせ、技術も誠意もやる気もない精神医療従事者をのさばらせ、「医療行為」とは名ばかりの暴力行為、人権侵害行為を続けさせている。

精神医療の闇は、患者に対する国民一人ひとりのマイナス感情の集合体でもあるのだ。闇を追い払うには、まず我々が現実を直視し、意識を変えるしかない。

# おわりに

心的外傷後ストレス障害（ＰＴＳＤ）。今では誰でも知っているこの病名は、１９９５年の阪神・淡路大震災をきっかけに広まりました。長く日陰の存在だった精神医療が脚光を浴びたのもこの時です。私の精神医療取材は、瓦礫の山と化した神戸で始まりました。

当時、被災地で活動した精神科医や心理士の多くは、被災者と誠実に向き合っていたと思います。大災害時のＰＴＳＤには注意が必要ですが、被災者がしばらく不眠や不安に陥るのは当たり前で、多くは立ち直るための自然な心の反応であることを私は学びました。被災者の心のケアとは、生活再建に向けた支援の道筋を示すことであり、被災者は被災者とのふれあいを通して元気を取り戻していくことを知りました。被災者どうしの交流の場を作ろうと奮闘する精神科医らの姿に、私は精神医療の力と良心を見た気がしました。

ところがやがて、全国各地でＰＴＳＤの診断が暴走を始めました。会社や学校、家庭での揉め事や暴言を浴びせられただけでＰＴＳＤになる人が現れてきたのです。果ては裁判を有利に進める材料として、ＰＴＳＤの診断書が飛び交うようになりました。ＰＴＳＤは、それほど多発する病気ではありません。「精神医療の誤った拡大は社会をひどく混乱させるのではないか」。疑問を感じて取材を深めると、とてつもない闇が広がっていました。

精神医療の被害者は増え続けています。この文章を書く前日には、女子中学生を取材しました。彼女は、とある精神科病院で保護室にいきなり入れられ、驚いて暴れると身体拘束を受け、導尿されて抗精神病薬を投与されたのです。不登校に陥り、周囲の人たちが小説の登場人物に見えるなどした彼女の混乱は一過性でした。学校でいじめられて孤立し、フラッシュバックに悩み、苦しみから逃れるため空想世界に浸るようになっただけです。そんな繊細な思春期の子どもに、この精神科病院は虐待まがいの仕打ちを行ったのです。

患者の混乱の背景を探ろうともせずに力でねじ伏せ、「いたずらに不安を煽る」を口実に薬の副作用すら説明しない精神科の悪しき伝統が、精神医療の本来の力をゆがめ、進歩を妨げてきました。患者や家族が求めているのは当たり前の対応です。「何よりもまず話を聞いて欲しい」。精神医療改革は、当たり前のことを当たり前に行うことから始まります。

本書は、多くの患者、家族、精神科医らに支えられて完成しました。精神医療を「変えよう」「変えたい」「変わらなければならない」。ご協力いただいた方々の切なる思いが、読者に届くことを願っています。最後に、出版の機会をいただき、いつも的確な助言をくださった講談社現代新書出版部の高月順一さんに感謝いたします。

２０１３年11月

佐藤光展

講談社現代新書　2231

# 精《せい》神《しん》医《い》療《りょう》ダークサイド


二〇一三年一二月二〇日第一刷発行

著　者　佐《さ》藤《とう》光《みつ》展《のぶ》

発行者　鈴木　哲

発行所　株式会社講談社

東京都文京区音羽二丁目一二—二一　郵便番号一一二—八〇〇一

電　話　出版部　〇三—五三九五—三五二一

販売部　〇三—五三九五—五八一七

業務部　〇三—五三九五—三六一五

装幀者　中島英樹

印刷所　大日本印刷株式会社

製本所　株式会社大進堂

定価はカバーに表示してあります　Printed in Japan





N.D.C. 492　334p　18cm

ISBN978-4-06-288231-6

# 「講談社現代新書」の刊行にあたって

教養は万人が身をもって養い創造すべきものであって、一部の専門家の占有物として、ただ一方的に人々の手もとに配布され伝達されうるものではありません。

しかし、不幸にしてわが国の現状では、教養の重要な養いとなるべき書物は、ほとんど講壇からの天下りや単なる解説に終始し、知識技術を真剣に希求する青少年・学生・一般民衆の根本的な疑問や興味は、けっして十分に答えられ、解きほぐされ、手引きされることがありません。万人の内奥から発した真正の教養への芽ばえが、こうして放置され、むなしく滅びさる運命にゆだねられているのです。

このことは、中・高校だけで教育をおわる人々の成長をはばんでいるだけでなく、大学に進んだり、インテリと目されたりする人々の精神力の健康さえもむしばみ、わが国の文化の実質をまことに脆弱なものにしています。単なる博識以上の根強い思索力・判断力、および確かな技術にささえられた教養を必要とする日本の将来にとって、これは真剣に憂慮されなければならない事態であるといわなければなりません。

わたしたちの「講談社現代新書」は、この事態の克服を意図して計画されたものです。これによってわたしたちは、講壇からの天下りでもなく、単なる解説書でもない、もっぱら万人の魂に生ずる初発的かつ根本的な問題をとらえ、掘り起こし、手引きし、しかも最新の知識への展望を万人に確立させる書物を、新しく世の中に送り出したいと念願しています。

わたしたちは、創業以来民衆を対象とする啓蒙の仕事に専心してきた講談社にとって、これこそもっともふさわしい課題であり、伝統ある出版社としての義務でもあると考えているのです。

一九六四年四月　野間省一